Tobias Esch | Sonja Maren Esch

Stressbewältigung

Medizinisch Wissenschaftliche Verlagsgesellschaft

Tobias Esch | Sonja Maren Esch

Stressbewältigung

Mind-Body-Medizin
Achtsamkeit
Selbstfürsorge

2. Auflage

unter Mitarbeit von

Stefanie Thees und Annette Kerckhoff

Medizinisch Wissenschaftliche Verlagsgesellschaft

Die Autoren

Prof. Dr. med. Tobias Esch
Institut für Integrative Medizin und Gesundheitsforschung (IFIM)
Albert-Einstein-Str. 23
14473 Potsdam

Dr. med. Sonja Maren Esch
IMBM Institut für Mind-Body-Medizin
Brandenburger Str. 34
14467 Potsdam

Unter Mitarbeit von

Stefanie Thees (M.Sc.)
IMBM Institut für Mind-Body-Medizin
Brandenburger Str. 34
14467 Potsdam

Dr. phil. Annette Kerckhoff (M.Sc.)
Fachjournalistin Gesundheit
Methfesselstr. 27
10965 Berlin

MWV Medizinisch Wissenschaftliche Verlagsgesellschaft mbH & Co. KG
Zimmerstr. 11
10969 Berlin
www.mwv-berlin.de

ISBN 978-3-95466-230-2

Bibliografische Information der Deutschen Nationalbibliothek
Die Deutsche Nationalbibliothek verzeichnet diese Publikation in der Deutschen Nationalbibliografie; detaillierte bibliografische Informationen sind im Internet über http://dnb.d-nb.de abrufbar.

Produkt-/Projektmanagement: Susann Weber, Berlin
Lektorat: Monika Laut-Zimmermann, Berlin
Layout & Satz: eScriptum GmbH & Co KG – Publishing Services, Berlin
Druck: druckhaus köthen GmbH & Co. KG, Köthen

Zuschriften und Kritik an:
MWV Medizinisch Wissenschaftliche Verlagsgesellschaft mbH & Co. KG, Zimmerstr. 11, 10969 Berlin, lektorat@mwv-berlin.de

Vorwort zur 2. Auflage

Stress – noch immer ein Thema?

Leider ja, wie es scheint. Und Wege zur Stressbewältigung sind es auch. Anders können wir kaum erklären, warum dieses Buch in der ersten Auflage auf so viel Interesse gestoßen ist. „Danke“ würden wir den Leserinnen und Lesern gern entgegenrufen. Doch ist es ein gutes Zeichen, dass Stress und seine Bewältigung uns alle noch immer so sehr umtreibt?

In jedem Fall danken wir für das außerordentlich positive Feedback und die vielen Kommentare, zum Teil sehr persönlich und berührend, die wir für unser Buch bekommen haben. Es hat uns gefreut, überrascht – und weiter ermutigt! Und so kommt jetzt schon die zweite Auflage auf den Markt.

Coaching-Boom und Stresserlösungsversprechen allerorten – was unterscheidet dieses Buch von anderen Angeboten? In der Hand halten Sie den systematischen Praxisleitfaden zu einem umfassenden, in sich abgestimmten und wissenschaftlich evaluierten, international etablierten medizinisch-psychologischen Konzept, für das es ganz offensichtlich auch bei uns Bedarf gibt und das hier auf ein nachhaltiges Interesse gestoßen ist.

Für die Neuauflage haben wir das Buch vollständig durchgesehen und auf den aktuellen Stand gebracht. Die Grafiken wurden optimiert und das ganze Buch mit einer neuen Farbgebung attraktiver gestaltet.

Für alle, die auf wissenschaftlicher Ebene weiter in das Thema einsteigen möchten: Erfreulich ist, dass jüngst unter dem Begriff der „Mind-Body Medicine“ (bzw. „The Connection“) eine ganze Welle wissenschaftlicher Arbeiten erschienen ist und sich renommierte Wissenschaftler und namhafteste Vertreter gerade auch der US-amerikanischen Medizin- und Forschungslandschaft – wie z.B. Jon Kabat-Zinn, Herbert Benson, Dean Ornish, Esther Sternberg oder Bruce McEwen – zusammengetan haben. Es handelt sich hier um einflussreiche Vertreter unterschiedlicher Disziplinen, mit einem gemeinsamen Fokus auf Stressbewältigung, Mind-Body-Medizin, Achtsamkeit, Selbstregulation und Gesundheitsförderung. Sie treten nun auch zusammen mit dem Ziel auf, den mitunter wenig zielführenden akademischen Schlagabtausch zugunsten einer stärkeren Orientierung am Gemeinwohl und Ausrichtung des eigenen Handelns entlang der tatsächlich vorhandenen Ressourcen in Medizin und Gesellschaft – sowie dem konkreten Wohlergehen der Individuen – abzulösen: Integration statt Separation.

Uns als Autorenteam kommt es vor allem auf die konkrete Umsetzung, die Praxis, das eigene Tun an. Daran hat sich auch mit der zweiten Auflage nichts geändert. So ist unser Buch konzipiert: Als Schritt-für-Schritt-Anwendungsmanual zur Stressbewältigung.

Halten wir es also mit Erich Kästner: „Es gibt nichts Gutes, außer man tut es!" Oder einfach: *Let's go!*

Potsdam, im Herbst 2015

Für die Autoren

Tobias Esch

Vorwort zur 1. Auflage

Leben ist Alltag. Und Alltag ist häufig Stress. Für viele von uns.

Doch ist die allerorten anzutreffende Zunahme von Hektik, Zeitmangel und ‚Verdichtung' ein Naturgesetz? Ist es schicksalhaft und unabdingbar, dass wir keine Zeit mehr für Muße haben und zunehmend nur noch, wie es scheint, funktional, fremdbestimmt und getrieben sind? Ist es ein zwingender Preis der Moderne, dass alles immer schneller, höher, weiter gehen muss? Und ist es genauso vorgegeben, dass wir als „Kollateralschaden" immer mehr Burnout-Fälle, stressassoziierte Beschwerden und Erkrankungen sowie eine insgesamt eingeschränkte Lebensqualität in Kauf nehmen müssen? Etwas, was wir passiv ertragen oder hilflos erdulden müssen und auf das wir keinen Einfluss haben?

Und nicht zuletzt: Stimmt genau diese Einschätzung unserer Situation überhaupt?

Leben ist Herausforderung und, ja, zuweilen Stress. Leben ist auch Überleben. Leben ist aber genauso, in einem positiven Sinn, das volle Leben, Fülle, Freude und Glück. Und fraglos: Es gibt Menschen, die ‚surfen' geradezu auf den Wogen des Lebens, auch in harten und herausfordernden Zeiten. Wie hochtrainierten Athleten – oder Felsen in der Brandung – macht ihnen scheinbar der Stress, das Unwetter, die raue See wenig aus. Ist das wirklich so? Können wir von jenen Menschen etwas lernen?

Dieses Buch richtet sich an alle, die vermuten, dass Stress und Stresserleben auch etwas mit den inneren Bewältigungspotenzialen, Widerstandsressourcen und der eigenen Gesundheitsfürsorge zu tun haben könnte. Und an alle anderen auch: An diejenigen, die den Alltag als Belastung und Quelle von Stress empfinden, und an diejenigen, die im Alltag Inspiration und Energie finden, Schutz- und Kraftquellen. An alle, die im täglichen Leben etwas für sich selbst, die eigene Gesundheit oder Stresskompetenz tun wollen. Denn dort, im Alltag, ist die Stressbewältigung relevant. Dort entscheiden sich Gesundheit und Krankheit, Leistung und Effizienz, Flow, Glück und Zufriedenheit. Dort entscheiden wir, wie wir uns verhalten. Dort findet das Leben statt, jetzt, in jedem Moment neu.

Wir möchten Sie mit diesem Manual einladen, verschiedene Techniken der Mind-Body-Medizin kennen zu lernen und Ihr persönliches Potenzial zur Stressbewältigung zu entdecken, zu testen, zu schulen und zu stärken.

Und, wer weiß, vielleicht finden Sie beim Lesen das eine oder andere *Neue und Gute* für sich heraus?

Wir wünschen Ihnen dabei viel Freude!

Berlin, Juni 2013

Tobias und Sonja Maren Esch,
Stefanie Thees und Annette Kerckhoff

Inhalt

Einleitung

Kurzurlaub in der Provence. Ein alter Bordeaux. Ein reifer Käse. Und auch die Möglichkeit, per Skype mit Freunden und Verwandten in der ganzen Welt zu kommunizieren. Hier und dort „gleichzeitig" zu sein. Permanente Erreichbarkeit über das Handy, eine Erleichterung für alle Eltern, eine große Freiheit für zahlreiche Berufstätige, das Gefühl einer großen Community und einer schier unbegrenzten Freiheit für die Jugend. Unzählige Fernsehprogramme, die Welt des Internets, die mit einem Klick den Zugriff auf weltweite Informationen erlaubt. Unendliche Möglichkeiten.

Welche fantastischen Errungenschaften. Welcher Komfort, der uns das Leben erleichtert.

Und doch: Ein Leben mit zwei Gesichtern. Der Segen kann zum Fluch werden. Die interaktive, mobile, globalisierte Welt von heute bietet nicht nur weit mehr als früher, sie fordert auch weit mehr. Ihr Tempo macht manchmal schwindelig. Sie bestimmt den Rhythmus, den globalen Puls, selbst Zeitverschiebungen werden nivelliert. Sie bindet Gedanken und Gefühle, schafft neue Aufgaben und Verpflichtungen. Immer gibt es irgendetwas, was wir noch tun *müssen*. Und wir vergleichen uns jetzt bei dem, was wir tun, nicht mehr nur mit unserem realen Sitznachbarn zur Rechten oder zur Linken, sondern mit einer exponentiell angewachsenen Zahl von weltweiten virtuellen Usern im „globalen Dorf". So paradox es klingt: Obwohl gerade die technischen Erleichterungen das Ziel haben, Zeit zu sparen, führen sie bei vielen von uns zu Zeitdruck und Hetze. Es bleibt das Gefühl, nicht genug Zeit für eine Aufgabe zu haben und vor allem: nicht genug Zeit für die Dinge zu haben, die einem letztendlich wichtig sind – und nicht genug Zeit für sich selbst. Permanent erreichbar und gleichzeitig hier *und* dort – geht das? Was bleibt auf der Strecke?

Die Mehrzahl der Erkrankungen und Anlässe, wegen derer Menschen einen Arzt aufsuchen, so weiß man heute, sind auf die eine oder andere Weise mit Stress assoziiert. Tendenz steigend. Dabei ist es eben nicht der Stress an sich, der krank macht, sondern der Umstand, dass es häufig nicht nur den *einen* Stressor gibt, sondern viele Stressoren, auf die wir gleichzeitig oder zeitnah reagieren müssen. Dass manche Anforderungen vielleicht tatsächlich gar nicht so groß sind, aber unterschwellig über eine lange Zeit auf uns einwirken und erst dann übermächtig erscheinen, sodass wir uns ausgeliefert fühlen. Oder dass wir keine Zeit zum Abbau der Stresseinwirkung haben, ein Gegengewicht fehlt, ein Ausgleich. Dass wir uns selbst damit stressen, zu viel in zu kurzer Zeit und zu viel gleichzeitig tun zu wollen. Dass wir uns mit Sorgen und Befürchtungen quälen, uns gehetzt und letztendlich ohnmächtig fühlen. Dass wir uns ständig vergleichen und beobachtet fühlen. Und oft auch allein gelassen, selbst wenn wir unzählige „Freunde" in virtuellen sozialen Netzwerken haben.

Stressmanagement bedeutet nicht mehr und nicht weniger, als bewusst ein Gleichgewicht herzustellen in einer Welt, in der fortschrittsbedingt offenbar eine Schieflage herrscht: zu viel Anspannung, zu viele Reize, zu wenig Ruhe, zu wenig Muße, zu wenig Bewegung. Die Stressoren der modernen Gesellschaft nehmen zu, ganz objektiv. Vor allem aber machen sie keine Pause, sodass Körper und Geist nicht zur Ruhe kommen. Sie schlagen sich auf Herz und Kreislauf nieder, auf die Verdauung, nicht zuletzt auf die Psyche. Wer unter Dauerstress steht (oder sich selbst stellt), der kann weder in Ruhe essen, entspannt schlafen, noch lustvoll lieben.

Charles Darwin sprach schon im 19. Jahrhundert davon, dass nur diejenigen überleben, die sich den wandelnden Umweltbedingungen anpassen, sich auf sie einstellen können, *„Survival of the fittest“* (von *to fit* – anpassen). Unser Jahrhundert ist, nachdem mittlerweile zahlreiche Infektionen erfolgreich besiegt wurden, nun durch Herzinfarkt und Schlaganfall, Schmerzerkrankungen, Schlafstörungen und Depressionen gekennzeichnet. Immer jünger sind die Patienten, die herzkrank werden oder ein Magengeschwür bekommen. In Amerika ist jedes vierte Kind schwer übergewichtig, Diabetes ist auf dem Vormarsch. Psychische Beschwerden nehmen rasant zu. Depressionen sind schon fast zur Volkskrankheit geworden. „Fit“ sieht anders aus. Und woran liegt es? Stress spielt eine *gewichtige* Rolle!

Unsere These ist: Wer heute nicht aktiv und bewusst mit den Lebensbedingungen der modernen Welt umzugehen versteht, der hat nicht nur ein hohes Risiko, sich zivilisationsbedingte Krankheiten zuzuziehen, sondern steht auch innerlich unter Druck, fühlt sich wie in einem Hamsterrad. Und ist letztendlich auch nicht glücklich.

Die gute Nachricht: Es gibt zahlreiche Mittel und Wege, den Tücken des modernen Lebens zu begegnen, dem Stress der heutigen Zeit zu trotzen (und manchmal gar auf ihm zu „surfen“) – und dadurch trotz Hektik entspannt, trotz Informationsflut konzentriert, trotz Leistungsdruck gelassen zu bleiben. Das gelingt nicht immer, aber es gibt zumindest Möglichkeiten, sich diesem Ziel zu nähern. Genau das ist das Ziel. Dafür haben wir dieses Buch geschrieben. Uns scheint: So wie man im letzten Jahrhundert z.B. nach Entdeckung von Infektionserregern und Ansteckungsketten gelernt hat, wie wichtig es ist, sich beispielsweise die Hände zu waschen, um diese ansteckenden Krankheiten *zu vermeiden*, kann man heute lernen, Stress *rechtzeitig* zu erkennen und besser mit ihm umzugehen. Und genau das wollen wir Ihnen in diesem Buch schmackhaft machen.

Wie wollen wir das angehen? Wir möchten zunächst einmal darauf aufmerksam machen, welche Stresswarnsignale es gibt, die Ihnen zeigen, dass Sie unter Stress stehen. Wussten Sie zum Beispiel, dass nicht nur der allseits bekannte Bluthochdruck, Zähneknirschen oder Schlafstörungen ein Zeichen von Stress sind, sondern z.B. auch Konzentrations- oder Gedächtnisstörungen, Humorlosigkeit, Entscheidungsschwäche oder Interesselosigkeit? Im nächsten Schritt möchten wir Sie damit vertraut machen, wie Sie stressauslösende Faktoren, wie z.B. bestimmte Verhaltensmuster, selbst reduzieren können – und, als Gegengewicht, stressreduzierende, ausgleichende und aufbauende Verhaltensweisen in Ihr Leben integrieren. Und schließlich möchten wir Ihnen zeigen, wie Sie nicht nur in der realen Welt, sondern auch in ihren Gedanken besser mit Stress umgehen. Konkret: wie Sie Gedanken, die Stress erzeugen, erkennen und letztlich umstrukturieren. Genau die Gedanken also, mit denen wir uns selbst das Leben schwer machen und den Blutdruck in die Höhe treiben.

All dies ist kein Zauberwerk. Es sind viele kleine Schritte, die dabei helfen, vom ersten Tag einer aktiven Stressbewältigung an das Leben (wieder) zu erleichtern.

Das Institut für Mind-Body-Medizin hat ein Programm entwickelt, in dem *Stressmanagement in acht Schritten* erlernt werden kann. Dieses Programm wird schon seit fast 10 Jahren erfolgreich in Form eines Kurses vermittelt, soll aber nun mit diesem Manual auf vielfache Anfrage einen breiteren Leserkreis finden. Aktuelle wissenschaftliche Untersuchungen haben erneut die Wirksamkeit jenes Ansatzes belegt. Vorbild ist dabei das vor über 20 Jahren eingeführte und seitdem umfassend wissenschaftlich evaluierte Programm zur *Mind-Body-Medizin der Harvard Medical School* (Prof. Dr. H. Benson), ergänzt durch Elemente der *Mindfulness-Based Stress Reduction (MBSR) von Prof. Dr. Jon Kabat-Zinn*, das heute in vielen Ländern erfolgreich angewandt wird. So wird dieser Ansatz auch *Mind-Body Medical Stress Reduction (MBMSR)* genannt.

Das Buch vermittelt praktische Fertigkeiten zur Stärkung der eigenen Gesundheit, der Selbstfürsorge und zum Aufbau eines wirksamen Selbstmanagements. Es ist wie ein Seminar aufgebaut, welches nachweislich die Stressresistenz stärkt sowie Selbstwirksamkeit und Eigenkompetenz erhöht. Im Mittelpunkt stehen dabei die vier zentralen Säulen der Stressbewältigung:

- gesundes und stressreduzierendes Verhalten (**B**ehavior),
- ausreichend Bewegung (**E**xercise),
- reguläre innere Einkehr und Entspannung (**R**elaxation) und
- gesunde Ernährung (**N**utrition).

Diese vier Säulen beziehen sich wohlgemerkt auf den Alltag. Das bedeutet, dass der Leser bzw. Teilnehmer zwar auch Einblicke in die theoretischen Zusammenhänge und wissenschaftlichen Hintergründe der MBMSR bekommt, die Module aber sehr praxisnah und alltagstauglich aufgebaut sind. Weitere Elemente sind soziale Unterstützung sowie Aspekte von Glauben und Zutrauen. Alle Säulen werden durchdrungen von einem gemeinsamen Prinzip, dem der Achtsamkeit. Dieses ist sozusagen das Bindeglied oder auch die Basis, auf der die verschiedenen Säulen fußen. Aus den Anfangsbuchstaben der englischen Begriffe – das Manual hat amerikanische Wurzeln – ist im deutschsprachigen Raum das Schlagwort **„BERN“** bzw. das „BERN-Konzept“ geworden

(s. Abb. 1). Unter diesem Begriff bzw. dem konkreten Kurstitel *„Gesund im Stress“* ist das zugrundeliegende Kursprogramm mittlerweile auch von den Krankenkassen anerkannt und wird somit in der Regel im Rahmen der gesetzlichen Primärprävention gefördert (unter den üblichen Voraussetzungen).

Ansatzpunkt dieses Manuals ist einerseits die Befähigung zur ganzheitlichen Gesundheitsberatung im professionellen Kontext, andererseits stellt das Buch ein vollständiges Basis-Curriculum zum Selbststudium für Kursteilnehmer, interessierte Laien und auch für Health Professionals selbst dar.

Damit richtet sich dieses Buch an all diejenigen, die Lust darauf haben, stressfreier zu leben und die ein systematisches, nachvollziehbares Konzept mit überschaubaren, aufeinander abgestimmten Bausteinen suchen, die einfach im modernen Alltag umzusetzen sind. So nimmt der Praxisteil in diesem Manual auch einen besonders großen Raum ein.

Was wir uns wünschen, ist natürlich, dass Sie das Manual von der ersten bis zur letzten Seite engagiert und aktiv durcharbeiten – und sicherlich haben Sie davon auch den meisten Gewinn. Nichtsdestotrotz sind wir davon überzeugt, dass für jeden Leser „etwas dabei“ ist, eine Übung, ein Impuls, eine Anregung, die allein für sich das Leben bereits entspannter und Sie selbst gelassener macht.

Vielleicht sind Sie jetzt schon mehrfach über Begriffe wie *Mind-Body-Medizin* und *Integrative Gesundheitsförderung* gestolpert. Lassen Sie uns auch diese Begrifflichkeiten kurz erläutern.

Die Mind-Body-Medizin kommt aus den USA (genauer: sie wurde an der Harvard Medical School ab den 1970er-Jahren entwickelt und hat sich dann über das ganze Land ausgebreitet) und ist dort mittlerweile im Gesundheitswesen fest etabliert. Dabei geht es darum, den Körper bzw. die individuellen mentalen Fähigkeiten eigenverantwortlich für eine bessere Gesundheit einzusetzen, d.h. Geist und Körper kommen mithin als primäre therapeutische Instrumente zum Einsatz. Die *National Institutes of Health* (NIH, das amerikanische Gesundheitsministerium) widmen ihr gar eine eigene Abteilung und eine offizielle Definition. Danach wird die Mind-Body-Medizin als eine Medizin verstanden, die auf die Interaktionen und Beziehungen zwischen Gehirn, Geist, Körper

B	**ehavior**	→ *gesundes und stressreduzierendes* **Verhalten** *(vgl. ‚Positive Psychologie‘)*
E	**xercise**	→ *regelmäßige und ausreichende* **Bewegung**
R	**elaxation**	→ *regelmäßige ‚innere Einkehr‘ und* **Entspannung**
N	**utrition**	→ *achtsamer Genuss und gesunde* **Ernährung** *(vgl. mediterrane Kost)*

Abb. 1 Säulen der Stressbewältigung – das BERN-Konzept

und dem Verhalten abzielt sowie auf effektive Mittel und Wege, mit denen emotionale, mentale, soziale, spirituelle und behaviorale (verhaltensbezogene) Faktoren direkten Einfluss auf die Gesundheit nehmen können. Sie ist streng wissenschaftlich untersucht und keinesfalls „esoterisch" oder „alternativ". Prof. Dr. Herbert Benson, selbst Kardiologe an der Harvard Medical School, sprach von der Mind-Body-Medizin immer als dritter Säule bzw. als drittem Stuhlbein (eines dreibeinigen Stuhls) im Gesundheitswesen – gleichberechtigt, aber gerade eben *nicht* alternativ, zu den medikamentösen Ansätzen (gemeint ist das, was der Patient vom Arzt oder Therapeuten zum Einnehmen bekommt, auch ggf. pflanzliche Präparate, Homöopathika o.ä.) oder zu den medizinischen Prozeduren (das, was Arzt, Therapeut oder Behandelnde mit dem Patienten unternehmen, wie beispielsweise eine Operation, Akupunktur oder Körpertherapie). Sie fokussiert auf das Gesunde, auf das, was geht, nicht auf das, was nicht (mehr) geht. Es geht um Potenziale, um Selbstheilungsressourcen und um Selbsthilfe. Wissenschaftlich wird heute häufig von Selbstmanagement und Selbstregulation, neurobiologisch gar von *Autoregulation* gesprochen. Das erinnert in Teilen sehr an Ansätze unserer europäischen klassischen Naturheilkunde. Und nicht zuletzt daher wird die Mind-Body-Medizin heute häufig zur *Naturheilkunde und Komplementärmedizin* oder zur *Integrativen Medizin* gerechnet.

Integrative Medizin ist eine Herangehensweise an Gesundheit und Heilung, bei welcher der Patient mit individuell zugeschnittenen Programmen für Gesundheit und Wohlbefinden versorgt wird – Gesundheitsprogramme, die so konzipiert sind, dass sie Barrieren und Hindernisse im Heilungsprozess adressieren und den Patienten mit Wissen, Fähigkeiten und Unterstützung ausstatten, damit er besser auf seine körperliche, emotionale, psychologische und spirituelle Gesundheit achtgeben kann. Sie ist, laut Definition, eine hoch-effektive Kombination unterschiedlicher Ansätze und Behandlungsmethoden und basiert auf evidenzbasierter Praxis – aber ist nicht darauf limitiert. Will sagen: Sie hat eine wissenschaftliche Basis.

Wir wollen an dieser Stelle keinen akademischen Diskurs darüber führen, was denn mögliche Unterschiede zwischen Naturheilkunde, Komplementärmedizin, Integrativer Medizin, Positiver Psychologie und Mind-Body-Medizin sein könnten, nicht zuletzt auch, weil es für die Zielrichtung dieses Buches wenig zusätzlichen Nutzen bringen würde. Die Unterschiede der Begrifflichkeiten haben z.T. kulturelle, historische und geografische Gründe, z.T. handelt es sich um unterschiedliche Ableitungen aus- und voneinander. Aber fraglos liegen sie eng beieinander. Im Unterschied jedoch zur *Integrativen Gesundheitsförderung* (mit Ausnahme der Mind-Body-Medizin, wie beschrieben) finden die anderen Begriffe und Medizinansätze vornehmlich in der Behandlung bzw. im Umgang mit Patienten ihre Anwendung. Auch wenn es hier um das Fördern des „Gesunden im Kranken" bzw. – allgemein – der gesunden Anteile geht, so wird doch primär auf den Kranken fokussiert. Die **Integrative**

Gesundheitsförderung ist demgegenüber dem Bereich der Primärprävention zuzuordnen. Sie ist gewissermaßen die kleine (?) Schwester der Integrativen Medizin: Die Methoden sind ähnlich, in großen Teilen sogar identisch, aber die Zielgruppen unterscheiden sich. Es geht bei der Integrativen Gesundheitsförderung um den Bereich der Gesunden, d.h. um das Fördern und Stärken der gesunden Anteile und Potenziale im gesunden Menschen („Stärken stärken"), der aber durch Stress und Belastungen sehr wohl beeinträchtigt sein kann (und auch schon Warnsignale oder gar Symptome aufweisen kann). Auch Glück und Zufriedenheit werden hier adressiert.

Wenn Sie mögen, können Sie übergreifend auch von *ganzheitlicher Medizin* sprechen. Oder die Fachbegriffe gänzlich beiseiteschieben. Schließlich wird es in unserem Manual in erster Linie um die Praxis, um das Ausprobieren und Anwenden gehen.

Dazu möchten wir Ihnen abschließend noch eine kleine **„Bedienungsanleitung"** mit auf den Weg geben:

Wir beginnen gleich im nächsten Kapitel mit dem ersten Modul unseres konkreten Programms, das, wie bereits angesprochen, aus acht Bausteinen (aufbauend auf den vier BERN-Säulen) besteht. In der Regel wird ein Baustein bzw. Modul pro Woche durchgenommen und in einer etwa zweistündigen Sitzung (zumeist mit einer Gruppe von 8–16 Personen) erarbeitet. Das geht aber auch im Selbststudium. Dazu kommen dann jeweils Hausaufgaben. Sie finden die entsprechenden Übungen und Aufgaben alle gekennzeichnet und beschrieben im nachfolgenden Praxisteil, nach den jeweiligen kurzen Theorie-Impulsen. Aus dem geschilderten Aufbau ergibt sich auch, dass das ganze Programm normalerweise acht Wochen benötigt.

Sie als Nutzer dieses Manuals können evtl. etwas mehr Flexibilität in den Ablauf hineinbringen (wenn Sie z.B. keine acht Wochen am Stück in Ihrem Zeitplan finden, in denen Sie dann ca. 30 Minuten täglich für Ihre Selbstfürsorge investieren können). In jedem Fall aber braucht es ein gewisses Maß an Training, Kontinuität und Zeit, damit sich die zu erwartenden positiven Effekte einstellen können. Etwas Geduld sollten Sie also ebenfalls „investieren". Die eigene Erfahrung ist hier ausschlaggebend. Über das Lesen allein werden Sie kaum Veränderungen erreichen können. Fraglos ist es möglich, einzelne Elemente des Programms auszuwählen oder auch das ganze Programm zunächst im Zeitraffer zu erarbeiten, um dann die Praxis (ggf. ausgewählter Elemente) nachfolgen zu lassen. Das bleibt ganz Ihnen überlassen.

Am Anfang und am Ende des Kurses haben wir die Möglichkeit eingebaut, dass Sie sich selbst und Ihren Stress (Stresslevel, Stresswarnsignale) überprüfen und so auch ein gewisses Gefühl dafür bekommen, ob und was Ihnen der Kurs letztlich gebracht hat. Sie können sich diese Frage natürlich auch direkt selbst stellen – und bekommen dann möglicherweise auch Antworten, die nicht mit unserem kurzen Fragebogen-Instrumentarium erfasst werden. Sollten Sie gar Dinge für sich entdecken, die Ihnen besonders interessant – auch für andere Teilnehmer – erscheinen, freuen wir uns über ein Feedback (Adressen und Links s. Anhang).

Neben den üblichen Informationen und – hoffentlich hilfreichen – Hinweisen am Ende unseres Buches (d.h. nach Kursende) finden Sie dort auch drei „Prototypen" von Meditationsanleitungen (s. Anhang), wie sie in der Wissenschaft und Medizin derzeit als besonders wirksam und effektiv beschrieben werden. Das soll aber keinesfalls heißen, dass wir jene Anleitungen als *allein* wirksam erachten. Und auch ist die Meditation sicher kein Allheilmittel. Gerade, *weil* sie wirksam ist, kann es Situationen geben, in denen sie weniger geeignet erscheint (von „Risiken und Nebenwirkungen" möchten wir in diesem Kontext allerdings nicht direkt sprechen – das wäre hier irreführend). Machen Sie einfach Ihre eigenen Erfahrungen und probieren Sie sich und die Dinge aus. Überprüfen Sie unser Programm, passen Sie es für sich an, machen Sie es sich *zu eigen* und entwickeln Sie es weiter!

Ebenfalls am Ende dieses Buches finden Sie noch einige wichtige Hinweise für potenzielle Kursleiter (s. Anhang). Das Buch lässt sich eben auch so lesen und bearbeiten, dass es eine Basis sein kann für Menschen, die wiederum anderen helfen wollen, mit Stress im Alltag besser umzugehen. Wenn Sie dazu gehören sollten und sich evtl. als Health Professional beruflich um jenen Bereich kümmern – und möglicherweise die vorgeschriebenen Grund- und Zusatzqualifikationen für die Anerkennung bei den Krankenkassen im Rahmen von SGB V § 20 Abs. I und § 20a besitzen (oder gegenwärtig erwerben) –, dann werden die gegebenen Tipps für Sie hilfreich sein. Allerdings kann in diesem Fall das Manual keinesfalls die begleitende professionelle Ausbildung ersetzen.

Abschließend bleibt noch festzuhalten, dass wir in unserem Buch durchgehend die männliche Form benutzen. Das hat rein pragmatische Gründe und ist nicht ausgrenzend oder diskriminierend gemeint. Bitte fühlen Sie sich alle – weibliche wie männliche Leser – gleichermaßen angesprochen und eingeladen!

Und nun viel Spaß!

Modul 1
Stress und Einführung in die Stressbewältigung

Zu Beginn dieses ersten Moduls möchten wir Sie zunächst einmal beglückwünschen! Sie haben sich entschieden, mit diesem Manual den effektiven Umgang mit Stress zu erlernen. Eine gute Entscheidung – denn das Leben heutzutage ist schnell, laut und hektisch, voller Eindrücke und Informationen. Mit dieser Flut von Reizen muss man jedoch umgehen können, will man dennoch gesund und entspannt bleiben.

Grundvoraussetzung für ein gutes Gelingen des Kurses, den Sie mit diesem ersten Modul kennenlernen, ist eine Art freiwillige Selbstverpflichtung, auch „*Commitment*" genannt. Die Absicht dahinter ist, mehr Verbindlichkeit zu schaffen – damit Sie am meisten von diesem Manual profitieren. Voraussetzung hierfür ist, dass Sie sich bewusst für dieses Manual entscheiden, dafür, den in diesem Modul und in den folgenden Modulen gestellten Aufforderungen (Vorschlägen) nachzukommen. Denn die Lektüre allein ist sicherlich aufschlussreich. Sie selbst haben aber sehr viel mehr davon, wenn Sie die Übungen auch selbst durchführen.

Wie soll dies funktionieren? Stellen Sie sich vor, dass Sie in den kommenden 8 Wochen einen Termin haben – mit sich selbst, für Ihre Gesundheit. Nehmen Sie sich einmal wöchentlich für diesen persönlichen Manualtermin 60–90 Minuten Zeit, um das aktuelle Modul durchzuarbeiten. An den anderen Wochentagen reservieren Sie täglich 20 bis 30 Minuten. Den Zeitraum werden Sie mit unterschiedlichen Übungen wie Kurzentspannungen oder mit Hausaufgaben füllen. Im Rahmen dieser Selbstverpflichtung bzw. Selbsterfahrung ist es von großer Wichtigkeit, die beschriebenen Übungen oder Aufgaben tatsächlich praktisch zu erproben und es nicht nur beim Lesen zu belassen. Notieren Sie diese täglichen Termine auch symbolisch in Ihrem Terminkalender.

Was ist Stress?

Stress ist keine Erfindung unserer modernen Welt. Er begleitet das Leben von Anbeginn, es hat ihn immer gegeben. Wissenschaftler verstehen heute darunter einen Oberbegriff, der die Auswirkungen psychosozialer bzw. innerer und äußerer Faktoren („Umwelt und Umfeld“) auf das körperliche und/oder seelisch-geistige Wohlbefinden zusammenfasst. Ferner ist Stress eine meist plötzlich auftretende, schlicht herausfordernde oder bedrohliche Situation, die uns zwingt, zu reagieren. Daher ist Stress primär ein **sinnvoller Mechanismus**. Generell kann akuter von chronischem Stress unterschieden werden. Akuter Stress ist i.d.R. zeitlich begrenzt und hat einen klar definierbaren Anfangs- und Endpunkt. Chronisch gestresst dagegen ist eine Person, die keine Entspannungsphasen mehr erlebt und bei der die Stressantwort auf Dauer anhält, d.h. permanenter Stress geht mit einer dauerhaften Freisetzung von Stresshormonen wie Adrenalin oder Noradrenalin einher, die vom sympathischen Nervensystem ausgeschüttet werden. Das sympathische Nervensystem ist ein Schenkel des sogenannten *vegetativen Nervensystems*, das auch als *autonomes Nervensystem* oder *unwillkürliches Nervensystem* bezeichnet wird – autonom deswegen, weil es normalerweise nicht unserem Willen unterliegt. Das vegetative Nervensystem hat zwei Schenkel. Einer von ihnen ist das *sympathische Nervensystem*, zuständig für Leistung, der andere das *parasympathische Nervensystem*, das u.a. für Entspannung zuständig ist.

Die Antilope und der Löwe – Stressor und Stressreaktion

Eine Antilope erblickt auf ihrem Weg durch die Savanne einen Löwen. Augenblicklich und unbewusst läuft in ihrem Körper eine Stressreaktion ab, die ihr ein schnelleres Fliehen ermöglicht. Der Blutdruck steigt, ebenso der Puls. Das Herz schlägt schneller, das Gehirn wird aktiver, die Konzentration steigt, die Muskeln spannen sich an, Energie wird bereitgestellt. Alles ist bereit, um jetzt so schnell wie möglich das Weite zu suchen und der Gefahr zu entkommen. An Verdauung, an Ruhe, Erholung, Regeneration oder Schlaf ist jetzt nicht zu denken. Das parasympathische Nervensystem wird herunterreguliert, das sympathische dagegen angefeuert, gleichzeitig werden die physiologischen Stressachsen in Hirn und Körper aktiviert.

Ähnlich ergeht es dem Löwen, wenn er auf der Suche nach Nahrung ist und die Antilope sieht. Er will zwar selbst nicht fliehen, sondern jagen und erlegen, in seinem Körper jedoch läuft eine ähnliche Reaktion ab.

Dieses Beispiel aus dem Tierreich lässt sich auch auf uns Menschen übertragen: Wenn der Mensch in eine Situation gerät, die schnelles Handeln und große Leistungsbereitschaft erfordert, laufen bei ihm die gleichen körperlichen Prozesse ab wie bei der Antilope oder dem Löwen – man spricht von der **Stressantwort**. Dieser Mechanismus ist notwendig für das Überleben und der Grund dafür, dass wir immer wieder und in ganz unterschiedlichen Situationen zu Höchstleistungen fähig sind. Denn durch die Stressantwort werden die Chancen, eine Beanspruchung gut zu meistern, erhöht. Der gesamte Organismus ist auf Leistung eingestellt, nicht aber auf Regeneration. Demnach ist die Stressantwort ein physiologischer Anpassungsmechanismus.

Ausgelöst wird die Stressantwort durch sogenannte **Stressoren**, so eben, bei der Antilope, der Anblick des Löwen. Augenblicklich und ohne nachzudenken läuft in ihrem Körper, nachdem sie die drohende Gefahr wahrgenommen hat, die Stressantwort ab. Ähnlich ist dies beim Menschen: In dem Augenblick, in dem ein Reiz auf ihn trifft, der eine Anforderung, eine Belastung, vielleicht auch eine Gefahr bedeutet oder als solche wahrgenommen wird, passiert das Gleiche: Die biologische Stressantwort läuft ab.

Und dennoch gibt es einen ganz entscheidenden Unterschied zwischen der Antilope in der Savanne und dem Menschen von heute: Während die Antilope lediglich beim Anblick des Löwen in Alarm- und Leistungsbereitschaft versetzt wird – und wohl auch beim Homo sapiens in der Steinzeit nur bei realen Gefahren die Stressantwort ausgelöst wurde –, gehen die Stressoren heute weit über unmittelbare, reale Bedrohungen hinaus. Geräusche, Lärm, Bilder, Informationen, Eindrücke, Gerüche, Geschmäcker, kurz: Alle Sinneseindrücke müssen von unserem Gehirn verarbeitet werden, alle neuen Eindrücke, alle Situationen, in denen wir reagieren müssen; sei es das Telefonklingeln am Arbeitsplatz, eine Baustelle vor dem Fenster, die Bilderflut im Fernsehen, eine Autofahrt im Berufsverkehr. Hinzu kommt aber auch der – um im Bild zu bleiben – „eingebildete Löwe". Denn die Stressantwort läuft ebenso zuverlässig auch dann ab, wenn wir uns eine Gefahr nur vorstellen, uns ihr ausgesetzt fühlen, ganz unabhängig davon, ob sie real existiert oder nicht, ob sie in der Gegenwart, der Vergangenheit oder der Zukunft liegt. Angst, Bedrohung, Sorgen oder Kummer können derartige Bedrohungen darstellen: die Angst, den Arbeitsplatz zu verlieren, krank zu werden, die Sorge um die Familie. Die Angst, eine Aufgabe nicht in der zur Verfügung gestellten Zeit zu schaffen, ständig hetzen zu müssen, um den Alltag irgendwie zu bewerkstelligen.

So sind wir heute, aus biologischer Sicht, in gewisser Weise zum Sklaven der von uns selbst geschaffenen bunten, schnellen, lauten Welt geworden: Unsere körperliche Ausstattung hat sich noch nicht recht anpassen können. Sie reagiert mit der Stressantwort auf Reize und Anforderungen und unterscheidet hier nicht zwischen realen und imaginierten Bedrohungen.

Die Folge ist unübersehbar: die Zunahme von Erkrankungen, die durch die permanente Aktivierung der Stressantwort gekennzeichnet sind – Bluthochdruck, Verspannungen, aber auch Schlafstörungen, Verdauungsstörungen, Erschöpfung, Burn-out. Dabei ist Stress grundsätzlich weder krank noch gesund. Es kommt darauf an, wie wir mit ihm umgehen, ihn empfinden und bewältigen. Dazu gehört, stressauslösende Situationen zu erkennen und einzuordnen, die eigenen Gedanken- und Gefühlsmuster kennenzulernen.

Und es gehört dazu, ganz bewusst Stress körperlich abzubauen und Pausen einzulegen. Die Antilope rennt, der Löwe auch. Der Mensch aber kann in einer belastenden Situation, beispielsweise einer Auseinandersetzung mit dem Vorgesetzten, nicht einfach auf und davon rennen. Die angestaute Energie kann nicht abgebaut werden, die Muskeln verspannen, der Kreislauf wird beansprucht, ohne dass die Belastung anschließend wieder durch körperliche Aktivität abgebaut wird. So werden Sie in diesem Manual auch die Bewegung als Möglichkeit, Stress abzubauen, kennenlernen.

Schließlich muss noch ein dritter, wesentlicher Punkt bedacht werden. In der biologischen Reaktion auf einen Stressor führt der stressauslösende Reiz zunächst zur Erregung (Alarmbereitschaft), dann zur Handlung (*flight or fight*, Kampf oder Flucht, wobei Flucht in unserem Beispiel wohl die richtige Entscheidung ist). Ist die Herausforderung überstanden oder das Leistungsziel erreicht, d.h. hat man sich in Sicherheit gebracht oder ist die Beute erlegt, so folgt im biologischen Rhythmus die Entspannungsphase. Nun kehrt wieder Ruhe ein. Der Blutdruck senkt sich, der Puls wird langsamer, man schläft, isst, ruht aus, genießt. Im Schlaf regenerieren sich die Organe wie Leber und Niere, auch das Gehirn, die Ausscheidung wird angeregt. Die Batterien werden wieder aufgeladen.

In der modernen Zeit scheint dies vielfach nicht mehr möglich. Kaum ist die eine Herausforderung bewältigt, wartet schon die nächste. Nach dem Job geht es zuhause mit den Anforderungen der Familie weiter. Man fühlt sich wie im Hamsterrad, ohne ein Ende der Anstrengung in Sicht, ohne Aussicht auf eine verdiente Pause.

Auch hier ist es von entscheidender Bedeutung, aktiv zu werden. Die kurze Stressbelastung, die Herausforderung an sich, der Wunsch und Ehrgeiz, eine Situation gut zu meistern, sind Ansporn und Energiekick, sie versetzen den berühmten Adrenalinstoß, der aus dem täglichen Einerlei und der Lethargie befreit. Problematisch ist jedoch, wenn ein Kick den nächsten jagt und keine Zeit bleibt, dazwischen herunterzufahren und zur Ruhe zu kommen. Wenn der Geist durch Computer, Handy, Fernsehen und Internet auf Hochtouren läuft, der Körper dafür jedoch den ganzen Tag reglos verharrt oder man lediglich von einem Stuhl auf den nächsten wechselt.

Stress ist abhängig von der Dosis, d.h. Dauer, Stärke und Form. Hier gilt: Zu viel ist zu viel und zu wenig ist zu wenig. Noch einmal: Stress macht nicht zwangsläufig krank – entscheidend ist das Ausmaß. Wie Abbildung 2 zeigt, braucht der Mensch ein gewisses Maß an Stress, um optimal leistungsfähig zu

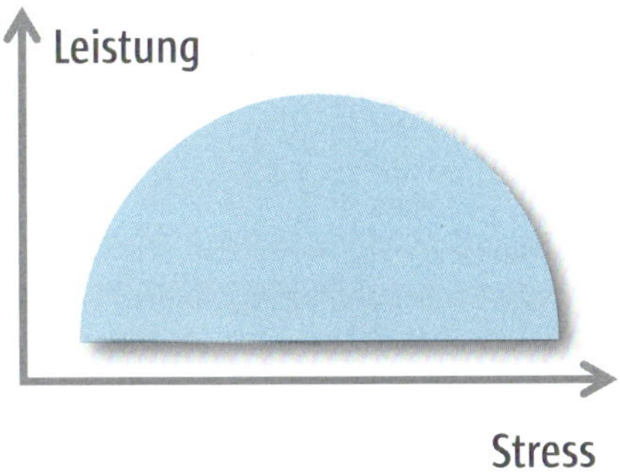

Abb. 2 Yerkes-Dodson-Gesetz

sein: Ist er unterfordert, d.h. langweilt er sich, wird der Organismus nicht ausreichend beansprucht und hat er keine oder nur wenig kognitive (geistige) Beanspruchung, so kann er nicht optimale Leistungen erbringen. Ist jedoch die Stressausprägung aufgrund von zu vielen Anforderungen, die bewältigt werden müssen, sehr hoch, so fällt die Leistungskurve ab. Körperliche und mentale Prozesse sind davon betroffen. Burn-out kann die Folge sein.

Aus genau diesen Gründen lernen Sie in diesem Manual, gestaltend einzugreifen. Die Welt kann man – zumindest im großen Stil – nicht ändern. Sehr wohl aber können Sie dafür sorgen, dass Sie nicht immer und überall einer Reizüberflutung ausgesetzt sind. Kleine Rückzugspausen, klare Strukturen im Tagesablauf, ein bedachter Umgang mit dem heute ganz normalen „Multitasking" unserer Zeit, vor allem aber eine innere Ordnung, sich auf das zu konzentrieren, was man gerade tut, helfen dabei.

Neben diesen formalen Aspekten jedoch ist es vor allem der persönliche Umgang, der darüber entscheidet, ob wir etwas als „stressig" im negativen Sinne empfinden oder nicht. Das kann von Mensch zu Mensch unterschiedlich sein, ist aber auch abhängig von der Tagesform. An dieser Stelle nur so viel: Ihre innere Haltung, ihre Einstellung zu sich selbst, Ihre Gefühle entscheiden mit darüber, in welchem Maße Sie sich gestresst, fremdbestimmt, erschöpft oder ausgeliefert fühlen. Oder eben, inwieweit Sie die Reize regulieren, kontrollieren, nutzen und sogar genießen können. Auch darum wird es in diesem Manual gehen.

Stress erkennen

Jeder von uns hat Stress und Stressreaktionen mit Sicherheit schon an sich selbst beobachten können. Die konkrete Ausprägung sogenannter Stresswarnsignale ist allerdings individuell verschieden. Und sie umfasst weitaus mehr Symptome als den sprichwörtlichen Schweiß auf der Stirn, nervöses Herzklopfen oder Schlaflosigkeit.

So können Stresswarnsignale auf fünf unterschiedlichen Ebenen auftreten (s. Tab. 1): der körperlichen Ebene, der emotionalen Ebene (Gefühlsebene), der kognitiven Ebene, dem Verhalten und dem Sozialverhalten.

Tab. 1 Stresswarnsignale

Ebene	Beispiele für Stresswarnsignale
körperliche Symptome	Muskelverspannungen Muskelzucken, Zittern Zähneknirschen Schweißausbrüche Kopfschmerzen Schwindel, Ohnmacht Schluckbeschwerden, Kloßgefühl Bauch-/Magenschmerzen Übelkeit/Erbrechen Durchfall Verstopfung häufiges/dringendes Wasserlassen Unlust (auch: sexuell) Müdigkeit Gewichtsverlust oder Gewichtszunahme Herzklopfen Hitzewallungen Gesichtsröte Schmerzen/Schmerzzustände Klingelgeräusche im Ohr/Taubheit
emotionale Symptome	Aggressionen, Reizbarkeit Sorgen, Depressionen (unglücklich sein) Angst und Furcht Anspannung, innere Unruhe Langeweile, Interessenlosigkeit Gefühl von Hilflosigkeit, Einsamkeit Gefühl fehlender Kontrolle Druckgefühl
kognitive Symptome	Konzentrationsschwäche Gedächtnisprobleme negative Gedankenfärbung (z.B. Angst, Zynismus, Feindseligkeit) Humorlosigkeit Verlust von Kreativität Entscheidungsschwäche Fluchttendenzen

Ebene	Beispiele für Stresswarnsignale
Verhaltenssymptome	Vermeidungsverhalten Schlafprobleme Verabredungen nicht einhalten Vereinbarungen nicht erfüllen zappelig sein, weinen, schreien angestrengt sein/wirken (z.B. Mimik) Faust zusammenballen ungesundes Ess-, Trink- und Rauchverhalten (auch: heftiges Kaugummi kauen)
soziales Verhalten	sozialer Rückzug Bedürfnis nach Nähe (negativ) klammern nicht allein sein können ungesunde Beziehungen „falsche Freunde" schwelende Konflikte Abnahme der Beziehungsqualität

Fallbeispiel

Martina K., eine Studentin, die den Kurs besucht hat, berichtet zum Stresserleben: „Im Laufe des Semesters wächst der Berg an Aufgaben: Hier ein Referat, da eine Hausarbeit, in einem weiteren Fach das Lernen für die Prüfung. Ich habe das Gefühl, dass mir alles über den Kopf wächst und ich nicht weiß, was ich zuerst erledigen soll. Meine Gedanken kreisen um das Studium, ich kann einfach nicht abschalten, auch abends nicht und ja, ab und zu schlafe ich schlecht. Was mich am meisten nervt, ist, dass ich gerade jetzt Sachen mache, von denen ich weiß, dass sie eigentlich nicht gut für mich sind: Ich rauche mehr als üblich, greife zur Süßigkeitentüte. Und anstelle irgendwas für mich zu tun, hänge ich abends auf dem Sofa ab und schaue fern. Mir ist klar, dass es besser wäre, raus zu gehen, zum Sport zu gehen oder auch mal einfach nur innerlich abzuschalten. Aber ich kriege einfach nicht die Kurve. Und das stresst mich dann noch mehr."

Mit Stress leben lernen

Stress umgibt uns, wir können uns ihm nicht entziehen. Umso wichtiger ist es daher, im Sinne der Stressbewältigung den richtigen Umgang mit Stress zu lernen und eine gewisse Stressresistenz, einen „*Stress-Puffer*" aufzubauen. Möglich machen dies verschiedenartige Stressmanagement-Techniken, deren Fokus auf gesunden bzw. positiven Verhaltensweisen und Denkprozessen liegt. Dabei ist Stressbewältigung nicht das Gleiche wie Entspannungstraining – sie umfasst sehr viel mehr. Durch unterschiedliche Komponenten lässt sich der Umgang mit Stress beeinflussen (multimodales Verständnis):

- Bei Stressbewältigung geht es zuerst einmal darum, seine eigene individuelle Situation zu analysieren.
- Die beim Stress frei werdende Energie wird positiv genutzt mit dem Ziel, Anspannung und Entspannung wieder ins Gleichgewicht zu bringen.
- Stressbewältigung ist immer mit einem Aktivwerden im Sinne von Reflexion bisheriger Verhaltens- und Denkmuster sowie Aneignung neuer Verhaltensweisen in Bereichen wie Ernährung oder Bewegung verbunden.
- Individuelle gesundheitsfördernde oder -schützende Faktoren und Fähigkeiten, sogenannte *salutogene Ressourcen*, werden weiterhin unterstützt.

Nicht zuletzt will Stressbewältigung dazu beitragen, Folgeschäden aus anhaltendem Stress präventiv vorzubeugen bzw. abzubauen.

Übung 1.1: Erwartungen an das Manual

Bitte stellen Sie sich die Frage, welche Erwartungen Sie an den Kurs haben bzw. welche Beweggründe Sie veranlasst haben, dieses Buch in die Hand zu nehmen und das Manual zu lesen. Benennen Sie bitte ein bis zwei Erwartungen an das Manual.

____

____

____

____

Übung 1.2: Ziel

Bitte definieren Sie, welche persönlichen Ziele Sie sich für dieses Manual gesetzt haben. Benennen Sie, wenn möglich, drei konkrete Ziele.

1. ____________________________________
2. ____________________________________
3. ____________________________________

Übung 1.3: „Kraftquelle“

Bitte überlegen Sie, wer oder was Ihnen Kraft gibt, um Ihr Leben zu meistern. Dies können Vorbilder mit einer bestimmten Funktion, noch lebende oder verstorbene Menschen, Orte, Tiere, Situationen oder Ideen und Visionen sein. Halten Sie einen kurzen Moment inne und schreiben Sie hier Ihre „Kraftquellen“ auf. Es ist gut, sich gleich zu Beginn dieser Stärken zu vergewissern!

Übung 1.4: Stresswarnsignale

Bitte schauen Sie sich die Tabelle 1 mit den Stresswarnsignalen an. Welche der dort genannten Symptome treten aktuell bei Ihnen auf den unterschiedlichen Ebenen auf? (Bitte beachten Sie: Es müssen nicht auf allen Ebenen Symptome ausgeprägt sein.)

a) Körperliche Ebene

b) Emotionale Ebene (Gefühle)

c) Kognitive Ebene (Gedanken)

d) Verhaltensebene (inkl. sozialem Verhalten)

e) Sonstiges

____

____

____

Übung 1.5: Stresswarnsignale prä und post

Bitte übertragen Sie die Stresswarnsignale auf den verschiedenen Ebenen aus Übung 1.4 in die folgende Tabelle und bewerten die Ausprägung der Symptome für den gegenwärtigen Zeitpunkt, in dem Sie in die Spalte „prä" (= zu Beginn des Manuals) einen Punktwert zwischen 1 (= sehr gering ausgeprägt) und 10 (= maximal ausgeprägt) an das jeweilige Stresswarnsignal vergeben.

Die Spalte „post" (= am Ende des Manuals) dient als Vergleich, inwieweit die Symptome am Ende der Module vorhanden sind (0 = nicht mehr vorhanden). Die letzte Spalte dient dazu, etwaige Begründungen oder Kommentare einzutragen.

Symptome	prä 1–10	post 0–10	Kommentare? Andere Symptome?
körperliche Ebene:			
____________	___	___	____________
____________	___	___	____________
emotionale Ebene (Gefühle):			
____________	___	___	____________
____________	___	___	____________
kognitive Ebene (Gedanken):			
____________	___	___	____________
____________	___	___	____________
Verhaltensebene:			
____________	___	___	____________
____________	___	___	____________
Sonstiges:			
____________	___	___	____________
____________	___	___	____________
____________	___	___	____________

Zu guter Letzt ...

Nehmen Sie drei tiefe Atemzüge zur Entspannung. Atmen Sie dabei zum Beispiel über die Nase in den Bauch hinein und über den Mund wieder hinaus. Spüren Sie das Heben und Senken der Bauchdecke?

Take home messages

Stress ist ein sinnvoller biologischer Mechanismus, der unsere Leistungsbereitschaft bzw. -fähigkeit bei Beanspruchung erhöht. Auslöser des Stresses sind sogenannte Stressoren, die in unserem Körper die Stressantwort auslösen. Begleitet wird diese durch Stresswarnsignale unseres Organismus.

Stress an sich ist sinnvoll und weder krank noch gesund. Dennoch kann Stress, wenn er inadäquat hoch ist und/oder zu lang anhält, die Entstehung von Krankheiten begünstigen. Stressmanagement beinhaltet verschiedenartige Selbsthilfe-Strategien, die den Umgang mit Stress und sein individuelles Erleben positiv beeinflussen sowie präventiv auf die Entstehung stressbedingter Krankheiten wirken.

Reservieren Sie sich nun, wie bereits erwähnt, in den kommenden Tagen Zeitfenster, um die folgenden beiden Hausaufgaben zu erledigen. Ab dem zweiten Modul sind Sie angehalten, Entspannungsübungen in dieser Zeit einzubauen. Mehr dazu erfahren Sie im kommenden Kapitel.

Hausaufgabe 1.1: StressLog

In der folgenden Tabelle sind einige stressauslösende Situationen und Faktoren (Stressoren) dargestellt. Bitte geben Sie durch Ankreuzen die Häufigkeit des Auftretens (nie, manchmal, häufig, sehr oft) sowie die Bewertung des Stressors (nicht störend, kaum störend, ziemlich störend, stark störend) an. Indem Sie die jeweiligen Punktwerte für Häufigkeit und Bewertung multiplizieren, erhalten Sie das Ausmaß der Belastung.

Die Stressoren verändern sich naturgemäß immer wieder. Daher eignet sich diese Aufgabe besonders gut, um zu verschiedenen Zeitpunkten persönliche Belastungssituationen zu identifizieren. Wiederholen Sie die Übung nach Durcharbeiten dieses Manuals noch einmal.

	Häufigkeit x Bewertung = Belastung								
	nie	manchmal	häufig	sehr oft	nicht störend	kaum störend	ziemlich störend	stark störend	Ergebnis
Stressoren	0	1	2	3	0	1	2	3	
Termindruck									
Zeitnot, Hetze									
Dienstreisen									
Ungenaue Anweisungen und Vorgaben									
Verantwortung									
Aufstiegswettbewerb/ Konkurrenzkampf									
Konflikte mit Kollegen									
Konflikte mit Mitarbeitern									
Ärger mit Chef									
Ärger mit Kunden									
Ungerechtfertigte Kritik an mir									
Dauerndes Telefonklingeln									
Informationsüberflutung									
Neuer Verantwortungsbereich									
Umweltverschmutzung									
Lärm									
Anruf von Vorgesetzten									
Autofahrt in der Stoßzeit									
Schulschwierigkeiten der Kinder									
Streiterei									
Ärger mit Verwandtschaft									
Krankheitsfall in der Familie									
Hausarbeit									
Rauchen									
Alkoholgenuss									
Übermäßige Kalorienzufuhr									

	Häufigkeit x Bewertung = Belastung								
	nie	manchmal	häufig	sehr oft	nicht störend	kaum störend	ziemlich störend	stark störend	Ergebnis
Stressoren	0	1	2	3	0	1	2	3	
Bewegungsmangel									
Schwierigkeiten bei Kontaktaufnahme									
Unerfreuliche Nachrichten									
Hohe laufende Ausgaben									
Konflikte mit Kindern									
Zu wenig Schlaf									
Menschenansammlung									
Trennung vom (Ehe-) Partner/von der Familie									
Einkaufen in der Stoßzeit									
Behördenbesuche									
Misserfolge									
Ärztliche Untersuchungen									
Sorgen									
Unzufriedenheit mit dem Aussehen									
Eigene Beispiele									

Quelle: Techniker Krankenkasse: Broschüre „Der Stress". Mit freundlicher Genehmigung der Techniker Krankenkasse.

Hausaufgabe 1.2: Neues und Gutes

Die Übung „Neues und Gutes" möchte Sie dazu anregen, im Alltag der zukünftigen Woche wacher zu sein. Bitte beobachten Sie in der kommenden Woche, was sich „neu und gut" anfühlt. Dies können kleine Momente des Glücks sein oder auch ein Augenblick, wo Sie etwas Positives gefühlt, gehört, gesehen oder erlebt haben. Was ist in dieser Woche „Neues und Gutes" in Ihrem Leben passiert?

____

____

____

____

Modul 2
Entspannung

Das erste Kapitel war ganz der Stressthematik gewidmet. Sie haben gelernt, dass Stress zur rechten Zeit am rechten Ort ein sinnvoller Mechanismus ist. Nach einem Einblick in die „Biologie des Stresses" folgte die Einführung in die Stressbewältigung. Sie haben sich Ziele gesetzt oder Übungen wie die *Kraftquelle* kennen gelernt.

In diesem zweiten Kapitel nun beginnen wir, unseren „Bauchladen" der Stressbewältigung zu füllen. Das heißt: Nach und nach werden in den folgenden Kapiteln Instrumente und Tools, also konkrete Methoden, vorgestellt, besser mit Stress umzugehen. Dabei geht es zwar auch um theoretische Inhalte - viel wichtiger ist es uns jedoch, dass Sie durch aktive Übungen erfahren, wie es sich „innen drin" anfühlt.

Es kann gut sein, dass Sie auch die Übungen des letzten Kapitels mit Gewinn und Engagement durchgeführt haben, sich aber doch in den letzten Tagen gefragt haben, wann Sie die Zeit finden sollen, dieses Handbuch zu lesen und vor allem die Aufgaben und Übungen zu machen. Mit anderen Worten: wann Sie eigentlich, vor lauter Stress, jetzt auch noch Zeit für die Stressbewältigung finden sollen. Ein guter Punkt - denn bereits bei diesem kleinen Beispiel wird mehr als deutlich, dass die Frage, wie wir unsere Zeit verbringen, nicht ganz unwichtig ist im Hinblick auf das Thema „Stress". Und weil das so ist, werden wir uns in diesem Kapitel auch dem Zeitmanagement widmen.

Hauptthema in diesem Modul ist jedoch **die Säule „R“** des BERN-Modells. Sie steht für „**R**elaxation“ oder deutsch für „Entspannung“. Gemeint damit ist jedoch nicht rein passives Entspannen – wie es z.B. an einem gemütlichen Fernsehabend oder beim Vollbad nach einem anstrengenden Tag stattfindet. Die meisten von uns verbinden ja genau das mit dem Wort „Entspannung“: möglichst nichts tun! Es geht aber auch anders. Erfahren Sie in diesem Kapitel, was es mit Entspannung tatsächlich auf sich hat und wie man sie im aktiven Sinne erreichen kann.

Bevor Sie nun tiefer einsteigen, bevor es um Zeitmanagement oder aktive Entspannung geht, noch ein etwas grundsätzlicherer Gedanke, der jedoch sehr viel Einfluss auf Ihr Stressempfinden, Ihre Stressbewältigung und Ihren Zeitplan haben kann. Er hört sich banal an, ist aber doch bei vielen von uns in Vergessenheit geraten, wird zur Seite geschoben oder sich selbst nicht zugestanden. Die Botschaft lautet: **Es darf Ihnen gut gehen!** Noch einmal: Sie haben das Recht, dass es Ihnen gut geht. Man kann diesen Satz immer wieder bedenken oder aussprechen, mit unterschiedlichen Betonungen: *Ich* habe das Recht, dass es *mir* gut geht. Ich habe das *Recht*, dass es mir *gut* geht. Lassen Sie ihn ruhig einmal auf sich wirken. Wie viele von uns würden diesen Satz unterstreichen, scheuen sich aber doch, die daraus resultierenden Konsequenzen zu ziehen. Man möchte schließlich nicht egoistisch sein, hat Angst, dass andere es als Selbstsucht auslegen könnten, wenn man sich Zeit für sich nimmt, Geld oder Energie für das eigene Wohlbefinden investiert.

Mit Egoismus hat die Botschaft „Es darf mir gut gehen!“ jedoch nichts zu tun. Im Gegenteil: Sie ist Voraussetzung für Ihre individuelle Gesundheit. Sie ist, im wahrsten Sinne des Wortes, eine Notwendigkeit, ja gewissermaßen eine „Selbst“-Verständlichkeit für Ihr Wohlbefinden. Davon profitiert dann auch ihr Umfeld. Werden Sie sich dessen bewusst – und genießen Sie es, sich Zeit für sich zu nehmen!

Rhythmus, Rituale und Zeitmanagement

Wir alle haben unseren eigenen individuellen Rhythmus. In unserem Körper zeigen beispielsweise Atem, Puls oder Herzschlag unseren inneren Rhythmus an. Auch der Gehschritt ist ein Indikator. Laufen wir schnellen Schrittes hektisch und getrieben durch die Stadt, erhöht sich so u.a. die Atemfrequenz. Allerdings nimmt man in derartigen Situationen seinen eigenen, in diesem Moment doch sehr schnellen Rhythmus in den meisten Fällen gar nicht wahr.

Oft lässt sich auch ein „Rhythmuswechsel“ zwischen den Werktagen und den Wochenenden beobachten. In der Woche herrscht Hektik und Betriebsamkeit. Am Wochenende dann wird so richtig gefaulenzt, man lässt es ruhig angehen, um den Alltagsstress der letzten Tage auszugleichen. Oder aber man empfindet die Woche als langweilig, geradezu nervtötend, und am Wochenende wird dann so richtig Programm gemacht. An den freien Tagen muss kompensiert werden, was in der Arbeitswoche nicht geschafft wird: soziale Kontakte pflegen, Freunde treffen oder den Haushalt auf Vordermann bringen. So bedeuten die Wochenenden für viele von uns nur noch eins: Freizeitstress.

All das ist leicht nachzuvollziehen. Wirklich gut ist es jedoch nicht, zwischen zwei Extremen hin und her zu pendeln.

Unser Tipp daher: Sorgen Sie für etwas weniger starke Schwankungen.

Kurz gesagt: Packen Sie mehr Wochenende in den Alltag! Möglich machen dies Entspannungsübungen wie die Meditation. Oftmals hilft auch eine bewusste Atmung.

Unser eingeschalteter Autopilot hilft im Alltag, uns lieb gewordene Rituale umzusetzen. Jeden Tag machen wir bestimmte Dinge, die am kommenden Tag wiederkehren. Solche Automatismen geben uns Sicherheit. Die tägliche Tasse Kaffee nach dem Aufstehen ist einprogrammiert. Man muss nicht jeden Morgen neu überlegen, was man als erstes tut. Ritualisieren ist die Fähigkeit des Menschen, gewohnte Abläufe zu wiederholen, d.h. vermeintlich Sinnvolles abzuspeichern und sich nicht fortwährend neu zu „erfinden“ – und schafft damit eine echte Erleichterung des Lebens. Wäre unser Alltag mit immer neuen Sachen gespickt (und dadurch mit ständigem Neu-Lernen, Neu-Orientieren etc. verbunden), würde das einen enormen Stress verursachen. Genau diesen Stress verhindern unsere täglichen Rituale wie z.B. das Zähneputzen am Abend. Wir denken nicht wirklich über den eigentlichen Vorgang nach, unser Hirn braucht keine Energie mehr, damit die Zahnpasta auf der Zahnbürste landet. Durch unsere Rituale sind wir weniger fehleranfällig, sind „effizienter“. So könnte die Welt in diesem Moment ganz einfach sein: Wir putzen uns die Zähne, es geht wie von allein, wir brauchen nicht viel nachzudenken. Alles völlig stressfrei.

Was nun jedoch gerne passiert, ist, dass wir bei derartig eingespielten Abläufen, beim – wie die Fachwelt sagt – „Umsetzen von Automatismen“, beginnen, über noch zu Erledigendes oder auch über Probleme nachzudenken. Eben weil wir uns über den eigentlichen Ablauf keine Gedanken mehr machen müssen. Das kann dann jedoch wieder neuen Stress nach sich ziehen: zum einen, weil wir mit Gedanken unachtsam, also „nicht bei der Sache“ sind, zum anderen, weil uns das, worüber wir nachdenken, stresst. Eine andere Gefahr bei Ritualen, so sehr sie dabei helfen, den Alltag entspannt zu gestalten, ist: Rituale können einen „Muss-Charakter“ entwickeln, durch den man dann unflexibel wird. Daher ist es ratsam, die eigenen Rituale von Zeit zu Zeit anzuschauen und zu hinterfragen. Bin das noch „ich“? Will ich das so? Passt das noch zu mir? Genau dies ist Ihre Aufgabe bei der Übung „Zeittorte“, die als Übung 2.1

nun folgt. Hier geht es darum, dass Sie sich bewusst machen, wie Sie Ihren Tag einteilen, wie Sie Ihre Zeit verbringen – und ob dies tatsächlich Ihren aktuellen Bedürfnissen entspricht. Denn die Vorstellung, keine Zeit zu haben, bzw. keine Zeit für sich selbst zu haben, rührt natürlich auch daher, wie man in liebgewordenen Gewohnheiten die Zeit verbringt, welche Prioritäten man setzt usw. Die „Zeittorte" hilft Ihnen, sich die gewohnte Zeiteinteilung vor Augen zu halten und zu reflektieren.

Übung 2.1: Zeittorte

Womit verbringen Sie eigentlich Ihren Tag? Sie sehen nun zwei „Zeittorten" abgebildet. Die obere Zeittorte steht für Ihren Alltag. Schauen Sie sich also einen gewöhnlichen Tag an und unterteilen die Zeittorte in unterschiedlich große Stücke. In der zweiten Torte bilden Sie bitte Ihre realistische Wunschsituation ab, d.h. hier vermerken Sie, wie Ihre Zeittorte für Sie wünschenswert und gleichzeitig realistisch aussähe.

Anregungen zum Füllen Ihrer Zeittorte finden Sie am Rand.

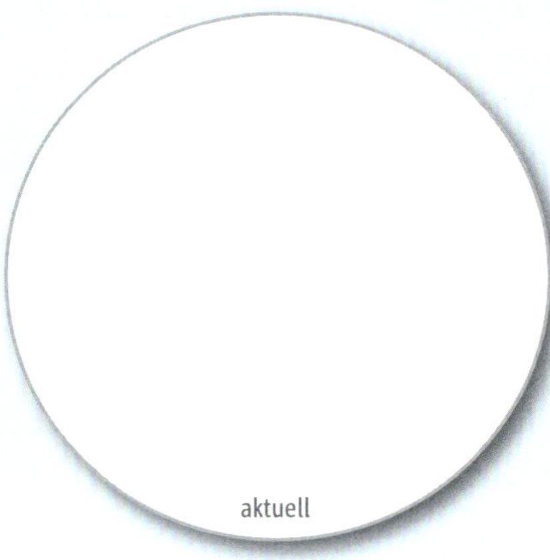

Arbeit
Freunde
Partner
Familie
Internet
Fernsehen
Musik hören
Telefonieren
Kreativität
Essen & Trinken
Unterwegs sein
Bewegung – Sport
Lesen
Entspannung – Meditieren
Abwasch
Putzen
Körperpflege
Kochen
Einkauf
Schlaf
...

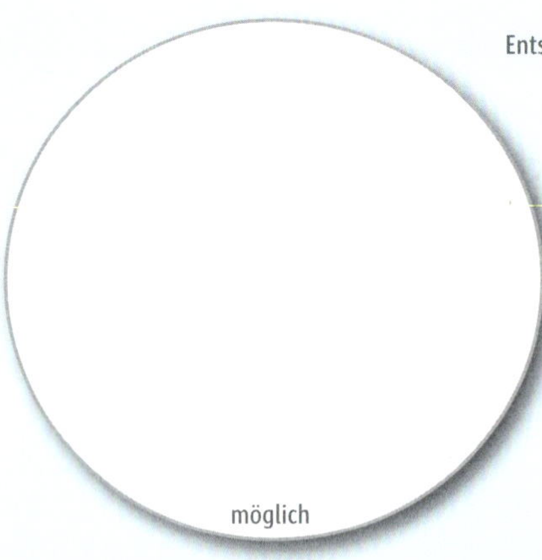

Aktiv entspannen

Anspannung und Entspannung sind zwei sinnvolle Mechanismen, die sich abwechseln. Nach einer Phase der Anspannung folgt in einem gesunden Organismus auch eine Phase der Entspannung. Demnach folgt bei einem gesunden Menschen auf die bereits beschriebene Stressantwort auch eine Entspannungsantwort. Anhand des Bildes einer Wippe (s. Abb. 3) lässt sich das Wechselspiel anschaulich erläutern: Ist der Stress sehr stark, dann ist die eine Seite der Wippe voll beladen. Eine Entspannung ist nun kaum mehr möglich – genau so, wie wenn ein Schwergewicht auf einer Seite der Wippe am Boden sitzt und ein Hänfling oben auf der anderen Seite in der Luft hängt, der nun mit aller Macht, aber doch vergeblich, versucht, wieder auf den Boden zu kommen. Bei so extremen „Gewichtsunterschieden" kann ein Ausgleich nicht funktionieren.

Sind die Unterschiede nicht ganz so drastisch, ist ein Auf und Ab von Anspannung und Entspannung, ein dynamischer Prozess, ein Schaukeln der beiden Pole, sehr gut möglich. Auch kann, innerhalb gewisser Grenzen, „Gewicht" aktiv auf einer Seite zugepackt werden oder „Ballast" auf der anderen Seite abgeworfen. Die resultierende Dynamik, also der Wechsel von An- und Entspannung, schafft den Wippenausgleich, sodass sich unser Organismus im Gleichgewicht befindet.

Entscheidend dafür, ob wir ein Ungleichgewicht – beispielsweise durch viel Stress – ausgleichen können, sind jedoch nicht nur die „Gewichte" auf beiden Seiten, sondern auch unsere Anpassungsfähigkeit und unsere Flexibilität – im Körperlichen, aber auch im Denken. Das heißt: Durch einfache Maßnahmen, aber auch durch unser Denken können wir Stress abbauen, oder besser: Gelassenheit aufbauen. So kann sich die Wippe auf die andere Seite, in Richtung Entspannung bewegen.

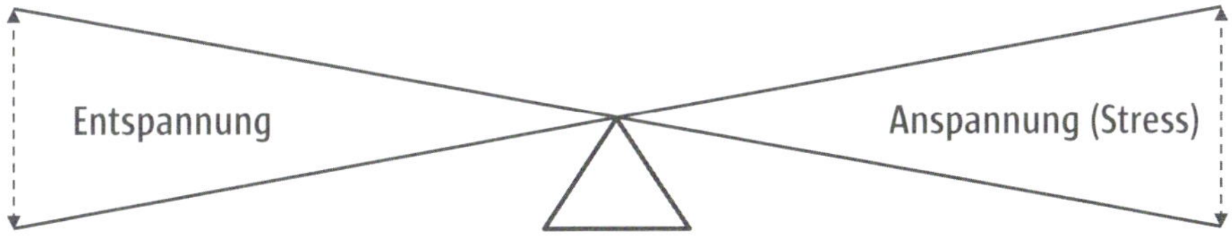

Abb. 3 „Wippe" der Entspannungsantwort

Übung 2.2: Zwerchfellatmung und Faustübung

a) Zwerchfellatmung
An dieser Stelle machen Sie nun bitte folgende Übung: Werden Sie sich Ihrer Atmung bewusst. Legen Sie zuerst Ihre Hände unterhalb des Bauchnabels ab. Nehmen Sie einen tiefen Atemzug und atmen Sie in den Bauch hinein. Spüren Sie das Heben und Senken der Hand auf Ihrem Bauch mit der Ein- und Ausatmung?

b) Faustübung
Stellen Sie sich auf, strecken Sie einen Arm gerade aus und ballen die Faust zusammen, mit aller Kraft. Sie können dazu auch noch die andere Hand in die Hosentasche stecken und dort ebenfalls zusammenballen. Dabei führen Sie sich eine bedrohliche oder ärgerliche Situation vor Augen. Was stellen Sie fest? Was passiert mit Ihrer Atmung, Ihren Bauchmuskeln?

Die beschriebene Zwerchfellatmung (Übung 2.2a) ist eine gute Kurzentspannungsübung, durch die Sie – um im Bild zu bleiben – dem Stress auf der anderen Seite der Wippe etwas entgegensetzen können. Wie kommt es dazu? Und was passiert bei dieser Übung? Ganz einfach: Mit der Einatmung zieht sich das Zwerchfell zusammen und senkt sich nach unten, wodurch die Lunge ausgedehnt wird und folglich Luft in größeren Mengen in die Lunge einströmen kann. Dabei wird der Bauch entspannt und wölbt sich nach außen. Umgekehrt entspannt sich das Zwerchfell bei der Ausatmung, die Lunge zieht sich zusammen und die Luft wird ausgestoßen, der Bauch wird wieder eingezogen. Bedenken Sie jetzt, dass unsere Atmung unter Stress eher flach wird, wir uns einen „Bauchpanzer" zulegen und dann verstärkt in die Brust (genauer: *mit* der Brust) atmen. Oder in akuten Stresssituationen die Luft sogar anhalten. Vielleicht haben Sie das bei der Faustübung ja selbst bemerkt. Was bedeutet dieser Zusammenhang nun für die Entspannung? Wenn Sie gerade in solchen Anspannungssituationen die Atmung bewusst in den Bauch lenken, also ihre Zwerchfellatmung einsetzen, lösen sie ganz automatisch eine Entspannungsreaktion aus. Das Praktische dabei ist: Der Entspannungseffekt tritt ziemlich schnell ein, er ist nicht nur rein körperlich, sondern auch mental festzustellen – und ganz nebenbei „massiert" bzw. reguliert das auf- und abwandernde Zwerchfell unsere inneren Organe und Nervengeflechte. So ist die Zwerchfell- oder Bauchatmung eine einfache Atemtechnik, um Stress und Anspannung entgegenzuwirken.

Viele Menschen sind es gar nicht mehr gewohnt, in den Bauch zu atmen, die beschriebene Übung eine ganz neue Erfahrung. Machen Sie sich, gerade wenn Sie normalerweise eher flach atmen, ab und an Ihrer Atmung bewusst und setzen Sie hier, mit dieser ganz einfachen Maßnahme, den „Hebel" an, auch um Einfluss darauf zu nehmen, wie gestresst oder entspannt Sie gerade sind. Mit dem Wahrnehmen des Atmens und der bewussten Zwerchfellatmung verfügen Sie nicht nur über ein einfaches und effektives Instrument der Stressbewältigung, das zum Spannungsabbau beitragen kann – Sie tragen genau dieses Instrument, diese Möglichkeit tagtäglich und in jeder Situation bei sich, können jederzeit darüber verfügen. Und: Die Zwerchfellatmung ist der erste Baustein der nächsten Maßnahme, der sogenannten „Entspannungsantwort", die nun beschrieben wird.

Die Entspannungsantwort

In den 70er-Jahren des 20. Jahrhunderts befasste sich Herbert Benson, ein amerikanischer Kardiologe der Harvard Universität, mit den Ursachen von Herz-Kreislauf-Erkrankungen. Er wollte nicht ganz glauben, dass allein eine familiäre Veranlagung oder der „Zufall" bzw. Fehlernährung und Bewegungsmangel als Risikofaktoren und Auslöser für Bluthochdruck, koronare Herzerkrankungen und schließlich für Herzinfarkt verantwortlich sein sollten. Vielmehr glaubte Benson, dass das moderne, technisierte Leben mit einer hohen Anzahl Stress auslösender Situationen einhergeht, in denen wir, wie in Modul 1 beschrieben, mit der Stressantwort reagieren. Und dazu gehört eben auch ein erhöhter Blutdruck. Bei meditierenden Mönchen, deren Blutdruck Benson untersuchte, wurde ihm bewusst, dass wir unserer Umgebung weit weniger ausgeliefert sind, als dies auf den ersten Blick scheint. Denn die Meditierenden waren in der Lage, ihren Blutdruck allein durch die Meditation zu senken. So entdeckte Benson den physiologischen, d.h. den *natürlichen*, Gegenspieler des Stresses: die Entspannungsantwort. Er kam in seiner Forschung zu dem Ergebnis, dass mit der Meditation mithilfe des Geistes zahlreiche physiologische Veränderungen bewirkt werden können – so z.B. das Sinken von Sauerstoffverbrauch, Herzschlag und Blutdruck – und demnach die Möglichkeit zur Stressminderung tatsächlich funktioniert. Das heißt: Dem Menschen ist es möglich, auf den eigenen Stress Einfluss zu nehmen. Er hat sein „Anti-Stress-Programm" seit jeher (und ohne sich das wirklich bewusst zu machen) stets dabei und verfügbar: Atmet man beispielsweise in einer angespannten Situation automatisch schneller, kann man in gleicher Weise durch eine bewusste verlangsamte Atmung wieder ruhiger und entspannter werden. Die Entspannungsantwort ist damit in der Lage, die gegenteiligen physiologischen Veränderungen der Stressreaktion hervorzurufen: Die Gefäße werden weit gestellt, wodurch der Blutdruck sinkt; der Puls, der Muskeltonus sowie die Atemfrequenz verlangsamen sich und die Hirnaktivität wird insgesamt herunterreguliert (dagegen wird sie in einigen Regionen, zuständig z.B. für die Kontrolle von Aufmerksamkeit, Emotionen und für das innere „Gleichgewicht", eher hochgefahren). Obwohl wir alle von Natur aus diese Fähigkeit zur Entspannung haben, verlernen die meisten von uns sie durch „Nichtgebrauch" im Verlauf ihres Lebens, wie es scheint. Hier muss dann erst wieder ein aktives Training – vergleichbar dem muskulären Training im Sport – einsetzen und den „Muskel" (d.h. die zuständigen Hirnareale) wieder aufbauen. Benson untersuchte nicht nur meditierende Mönche, sondern auch zahlreiche andere Gebets- und Meditationspraktiken. Er kam zu dem Schluss: Die Effekte sind weder davon abhängig, welcher Glaubensrichtung man anhängt, welche Meditationstechnik man praktiziert etc. – und sie sind, besonders erfreulich, bei Anfängern und jahrelang geübten Yogis *im Prinzip* gleichermaßen zu beobachten. Dies deckt sich mit den Erkenntnissen der weiteren Forschung: Aktiviert wird die Entspannungsantwort, dieser biologisch vorgesehene Gegenspieler der Stressantwort, durch die verschiedensten Entspannungsverfahren. Wissenschaftlich nachgewiesen ist, dass Techniken wie Yoga, Tai Chi, Qi Gong, Meditation, Autogenes Training oder Progressive Muskelentspannung, aber auch ein wiederholtes Gebet eine Entspannungsreaktion auslösen können. Diese Entspannungsmethoden lassen sich meist leicht erlernen und sind gut geeignet, im Sinne der Selbstfürsorge im Alltag zum Einsatz zu kommen. Sie helfen uns, zur Ruhe zu finden. Auch können sie bei regelmäßigem Üben dazu beitragen, Herausforderungen gelassener zu begegnen und uns resistenter gegen Stress werden zu lassen. Bildlich gesprochen wird durch die Entspannungsantwort eine Schutzkappe über die Stresshormone bzw. deren Andockstellen im Körper (d.h. die entsprechenden Rezeptoren) gelegt. So sind, interessanterweise, in der Entspannung die Stresshormone auch nicht mehr so wirksam. Der Stress ist ja nicht plötzlich aus dem Leben verschwunden, er macht uns jetzt nur nicht mehr so viel aus.

Erinnern Sie sich bitte: Wir sprachen am Anfang darüber, dass aktive Entspannung nicht mit passiver Entspannung verwechselt werden sollte. Und so ist die hier beschriebene aktive Entspannung auch etwas anderes als das Nickerchen zwischendurch. Wenn Sie beispielsweise denken sollten: Ich tue doch viel für die Entspannung, ich mache schließlich jeden Tag ein kleines Mittagsschläfchen, so wird diese „Siesta“ Ihnen sicherlich genauso gut tun wie das eingangs beschriebene Vollbad. Dagegen ist nichts zu sagen, so kann Selbstfürsorge eben auch aussehen! Auch wissen wir heute, dass das „Abschalten“ durchaus eine wichtige Funktion hat, z.B. für das Lernen und die Gedächtnisbildung. Mit *aktiver* Entspannung jedoch hat sie nicht so viel zu tun – es sei denn, Sie betreiben hier aktiv eine „innere Einkehr“ im beschriebenen Sinn und nicht ein „Wegdösen“ oder gar ein „Gedankenkreisen“.

> Bei der aktiven Entspannung durch Entspannungstechniken nimmt der Erregungsgrad und die „Alarmiertheit“ zwar ab, aber man ist während der Entspannung geistig präsent – d.h. wach, bewusst, konzentriert oder fokussiert ***und*** entspannt.

Ablenkende Geräusche oder Einflüsse, die von außen kommen, gilt es loszulassen (oder aktiv in die Übung zu „integrieren“) und sich nur auf die Übung selbst zu konzentrieren. Manchmal können solche Ablenkungen in Form von Gedanken und „Abschweifungen“ auch von innen kommen. Davon wird noch die Rede sein. Es ist nicht unüblich, besonders in der Lernphase, beim Durchführen eines Entspannungsverfahrens einzuschlafen. Das kann ein Hinweis darauf sein, dass der Übende einen gewissen Nachholbedarf an Ruhe und Schlaf hat. Und dass es eine gemeinsame „Anfangsstrecke" zwischen dem aktiven Entspannen und dem Einschlafen gibt, wo es gilt, mit der Zeit (und mit der Erfahrung) immer häufiger die „richtige" - bzw. die jeweils gewünschte - Abzweigung zu nehmen. Mit zunehmender Übung nimmt dann auch die natürliche Einschlafneigung ab.

Wir wollen uns nun noch etwas genauer mit den oben beschriebenen Verfahren zur **Auslösung der Entspannungsantwort** beschäftigen: Generell lassen sich, stark vereinfacht, zwei Prototypen der ritualisierten Entspannungsantwort unterscheiden: Verfahren mit einem *gleichbleibenden* Fokus (wie beispielsweise der von Herbert Benson beschriebenen Meditation oder „Relaxation Response", s. Übung 2.3) und Verfahren mit einem *wandernden* Fokus (wie der von Jon Kabat-Zinn in seinem achtsamkeitsbasierten Stressreduktions-Programm MBSR verwendete „*Body Scan*"). Die Techniken mit einem gleichbleibenden Fokus fußen auf der wiederkehrenden Wiederholung eines Gedankenganges, eines Wortes, Tones oder Satzes. In der Atem-Meditation zum Beispiel ist der Bezugspunkt die Ausatmung. Bei jeder Ausatmung denkt man sich zum Beispiel „Om". Oder man beobachtet das Heben und Senken des Bauches. Ferner singt man bei bestimmten Yoga-Formen immer wieder ein Mantra oder wiederholt beim Gebet den Rosenkranz. Anders dagegen ist es bei den Verfahren mit einem wandernden Fokus wie dem „Body-Scan" - auch Autogenes Training, Progressive Muskelentspannung (PMR) oder geführte Phantasiereisen können der zweiten Kategorie zugerechnet werden. Bei diesen Methoden verändert sich der Gegenstand, auf dem die Aufmerksamkeit bzw. Konzentration liegt. So beginnt eine PMR beispielsweise mit dem Fokus „rechte Hand" und endet nach dem Anspannen verschiedener Muskelgruppen mit dem Fokus „linkes Bein". Daneben haben auch Qi Gong oder Tai Chi einen wandernden Fokus, der durch Bewegungen unterstützt wird. Es gibt also Übergänge oder Kombinationen der einzelnen Typen. „Profis" können sogar selbst bewegt sein (z.B. beim Joggen) und dennoch den immer gleichen Fokus haben (z.B. die Atmung oder die Schrittfolge - „rechts", links" usw.). Erfahrene können auch auf die Wahrnehmung an sich fokussieren, d.h. Fokus ist hier das Wahrnehmungsfenster selbst und was immer dort hinein gerät - wir sprechen dann auch von *offenem Gewahrsein*.

> Allen Verfahren ist jedoch gemein, dass ablenkende Gedanken, „Träumereien" oder Abschweifungen ignoriert werden – bzw. genauer: wahrgenommen werden und man dann wieder sanft zum Fokus zurückkehrt.

Die geistige Aktivität befindet sich im Hier und Jetzt. Stressige Gedanken werden für die Zeit der Übung ausgeschaltet bzw. ziehen gelassen, die Aufmerksamkeit liegt ganz im gegenwärtigen Moment, man ist „achtsam anwesend". Über Dinge, die noch zu erledigen sind, wird *jetzt* nicht nachgedacht. Ziel ist, „herunterzukommen" und einfach nur da zu sein. Gleichzeitig soll ein Zustand erreicht werden, in dem man sich nicht bedroht fühlt. Die Gefahr, dass einem gerade in diesem Augenblick, in dem persönlichen geschützten Raum, etwas passiert, ist sehr gering. Es muss also im Augenblick nichts gedacht oder bedacht werden.

Mini-Entspannungen

Geeignete Verfahren, die Entspannungsantwort auszulösen, kennen Sie nun. In der Übung 2.3 sowie im Anhang finden Sie konkrete Anleitungen zum Ausprobieren. Sie werden umgesetzt, indem man sich zurückzieht und – möglichst täglich – für eine gewisse Zeit genau diese Verfahren praktiziert. Ideal wäre es, wenn Sie sich täglich 20–30 Minuten Zeit für Ihre Entspannungsübungen nehmen. Wem das zunächst sehr viel vorkommt, für den gilt: *etwas* ist besser als gar nicht. Auch wenige Minuten täglich sind ein Anfang. Doch auch im alltäglichen Geschehen kann man kleine Momente der Entspannung gut gebrauchen (und einbauen). „Minis" eignen sich besonders gut, um das Gefühl der Entspannung über den Tag auszudehnen. So können Sie bestimmte Situationen im Alltag nutzen, um sich kurz zu entspannen: Die rote Ampel, die Fahrt im Aufzug, das Warten in der Supermarktschlange. Diese Augenblicke sind gut geeignet, um einfach mal ein paar tiefe Atemzüge zu nehmen und bewusst in den Bauch zu atmen (Zwerchfellatmung – siehe oben). Auch können Sie, völlig unbemerkt, das Heben und Senken des Bauches verstärkt spüren, wenn Sie Ihre Hand unterhalb des Bauchnabels ablegen. Eine weitere Möglichkeit ist es auch, tief Luft zu holen, den Atem kurz anzuhalten und beim Ausströmen der Luft mit der Ausatmung den persönlichen Satz, das Wort oder das Bild zu wiederholen. Auch können Sie Mini-Entspannungen in Ihrem Alltag ritualisieren, indem Sie einen „Reminder", also eine Erinnerung, für den Alltag einbauen: ein Glückscent, den Sie in Ihrer Wohnung an gut sichtbarer Stelle hinterlegen und der Sie beim Vorbeigehen an die „Minis" erinnert. Oder auch andere „Anker", bei denen Sie die innere Aufforderung, ein bestimmtes Mini zu praktizieren, mit ganz bestimmten Situationen verknüpfen. Zum Beispiel: „Immer wenn ich auf mein Handy schaue, dann mache ich eine Mini-Entspannung.". Ähnliche Anker sind das Einsteigen in das Auto oder der Moment, bevor man seine Mails abruft.

Praxiseinstieg: Entspannung

Lassen Sie uns nun in die Entspannungspraxis einstiegen. Erinnern Sie sich an Ihre Selbstverpflichtung, an Ihr Commitment, 20 bis 30 Minuten täglich in Ihr persönliches Stressmanagement zu investieren? Jetzt ist es so weit,

„ernst zu machen“: Sie werden genau diese Zeit, die Sie für sich selbst reserviert haben, ab jetzt täglich auch mit der Entspannungsantwort verbringen, d.h. neben den Übungen widmen Sie sich ganz der Entspannungspraxis. Wichtig dabei ist, dass Sie sich hierfür Zeit und Raum geben, um herauszufinden, wann sich die Entspannung am besten in Ihren Tagesablauf und persönlichen Rhythmus einfügt. Probieren Sie verschiedene Uhrzeiten aus, in denen Sie sich entspannen. Manche Menschen üben direkt nach dem Aufstehen als Start in den Tag, andere entspannen sich kurz vor dem Zu-Bett-Gehen. Aber vielleicht ist auch die Mittagszeit für Sie passend. Hier gilt: Ausprobieren! Eventuell ist es auch sinnvoll, sich einen Stundenplan zu gestalten, d.h. Ihre Entspannung in den nächsten Tagen in Ihren Terminkalender aktiv einzuplanen. Generell sollten Sie sich für Ihre Entspannungszeit einen geschützten Rahmen suchen. Ziehen Sie sich an einen Ort zurück, an dem Sie niemand stört und Sie sich wohlfühlen. Vielleicht richten Sie auch in einem Zimmer Ihrer Wohnung eine Entspannungsecke ein. Machen Sie daraus ein „Ritual“. Schalten Sie Ihr Handy aus und geben Sie Ihren Mitmenschen Bescheid, dass Sie in den nächsten Minuten nicht gestört werden wollen. Auch können Sie sich eine Uhr bereit legen, um die Übungsdauer festzustellen. Wenn Sie, gerade am Anfang, dazu neigen sollten, im Verlauf der Übung regelmäßig einzuschlafen, können Sie sich auch einen Wecker stellen (auf die maximal zur Verfügung stehende Zeit).

Ferner ist es sehr individuell, *wie* sie am bestem entspannen können. Viele Verfahren können sowohl im Sitzen als auch im Liegen durchgeführt werden. Manche Menschen brauchen auch die Kombination mit Bewegung, um sich entspannen zu können. Sie sehen, nicht jede Methode ist für Alle gleichermaßen geeignet. Daher ist es sehr wichtig, unterschiedliche Verfahren zu erproben, um die für die eigene Person passende Technik zu finden, die auch zur aktuellen Lebenssituation passt.

Nach der Phase des Erlernens, in welcher die Dauer der aktiven Entspannung nach und nach gesteigert wird, reichen generell 15–20 Minuten regelmäßiges Üben aus. Dies bedeutet nicht, dass Sie zwanghaft täglich entspannen müssen. Dennoch müssen Sie, um die Entspannungsantwort auszulösen, so oft praktizieren, dass es einen Trainingseffekt gibt. Neben dieser formalen Praxis gilt: der beste „Ort“ zum Üben ist der Alltag. Da lauert schließlich für die meisten von uns auch der Stress. Neben der folgenden Kurz-Meditation (Übung 2.3) finden Sie im Anhang des Buches weitere ausführlichere Meditationsanleitungen zur Atemmeditation im Sitzen, dem Body-Scan im Liegen, einer Metta- oder Mitgefühlsmeditation sowie einen Yoga-Praxisteil.

Übung 2.3: Praktische Meditationsanleitung

Bitte führen Sie nun die hier beschriebene Meditation durch.

- Machen Sie es sich bequem, aber schlafen Sie möglichst nicht ein („aufrechte Haltung").
- Überlegen Sie sich z.B. ein Wort, Bild, Geräusch oder eine Zahl als Bezugspunkt, d.h. einen Fokus, welcher für Sie eine neutrale oder positive (ggf. religiöse/spirituelle) Bedeutung hat. Das kann sein: das Wort „Om" oder „Gelassenheit", das Bild der Sonne oder die Zahl „3", sofern dies eine gute Zahl für Sie ist.
- Schließen Sie, wenn Sie mögen, die Augen.
- Atmen Sie ruhig ein und aus, aber erzwingen Sie keinen bestimmten Atemrhythmus.
- Sagen Sie zu sich selbst still beim Ausatmen Ihr Wort oder stellen Sie sich Ihr gewähltes Bild, Geräusch etc. vor.
- In immer wiederkehrender Wiederholung dieses Vorgangs (möglichst ohne körperliche oder geistige Anstrengung/Aufregung) verbleiben Sie nun 5 bis 10 Minuten.
- Störende oder ablenkende Gedanken werden, wenn wahrgenommen, passiv ignoriert.
- Nach Ablenkungen kehren Sie immer wieder zu Ihrem Atem und Fokus zurück.

Übung 2.4: Reflexion der Entspannungspraxis

Bitte notieren Sie nun, nach Ende der Übung, Ihre Gedanken zu den folgenden Fragen:

Wie erging es Ihnen während der Übung? Was ist Ihnen aufgefallen?

____

____

____

____

____

Take home messages

Ein funktionierendes Zeitmanagement ist wichtig, auch um Entspannung in den persönlichen Tag einplanen zu können. Dabei meint Entspannung das aktive Herbeiführen der Entspannungsantwort, die unsere Körperphysiologie positiv beeinflusst. Verfahren, welche die Entspannungsantwort hervorrufen können, gibt es zahlreiche. Generell unterscheidet man Methoden mit einem gleichbleibenden Fokus von Methoden, bei denen der Bezugspunkt wandert. Mini-Entspannungen sind hilfreich, um in kleinen Augenblicken des Alltags Entspannung zu erleben.

Hausaufgabe 2.1: Entspannungsantwort (täglich)

Ab heute wird es Ihre Aufgabe sein, die praktische Meditation täglich in Ihren Alltag einzubauen. Nehmen Sie es sich also vor, jeden Tag ca. 5 bis 10 Minuten zu meditieren und machen Sie völlig unvoreingenommen Ihre eigenen Erfahrungen mit der Meditation. Auch ist es völlig normal, wenn Ihre Gedanken abschweifen. Bewerten Sie dies nicht. Kommen Sie einfach immer und immer wieder zu Ihrem Fokus zurück.

Versuchen Sie, die Meditation zu ritualisieren und als Bestandteil Ihres Alltags aufzunehmen. Fragen Sie sich dazu, wann die Entspannungsantwort in Ihren Alltag hineinpasst. Wann und wo wollen Sie meditieren?

____

Bitte vermerken Sie hier, wie es Ihnen an den einzelnen Tagen mit der Entspannung ergangen ist. Was ist Ihnen gut gelungen? Was fällt noch schwer? Evtl. auch: Was hindert Sie daran, täglich zu meditieren?

Tag 1: ____

Tag 2: ____

Tag 3: ____

Tag 4: ____

Tag 5: ____

Tag 6: ____

Tag 7: ____

Bevor wir im Verlauf des Manuals noch stärker auf die Mini-Entspannungen im Alltag – die „Minis" – achten wollen, sei schon an dieser Stelle darauf verwiesen, dass Sie in Ergänzung zur formalen Entspannungspraxis schon jetzt herzlich eingeladen sind, immer wieder einmal kleine, kürzere Entspannungsrituale über den Tag verteilt durchzuführen.

Hausaufgabe 2.2: Neues und Gutes

Bitte schauen Sie auch in der kommenden Woche auf Momente, die für Sie den Charakter „neu und gut" haben. Richten Sie Ihre Aufmerksamkeit wieder bewusst auf Ihren Alltag und die kleinen Dinge, die dieser vielleicht mitbringt.

> **Fallbeispiel:** Der Student Uli D. berichtet zur zweiten Kursstunde sein „Neues und Gutes": „Mein Vater wohnt zwar in der Nähe, aber wir sehen uns nicht so oft. Am vergangenen Mittwoch bin ich ganz normal an den Briefkasten gegangen, um die Post zu holen. Zu meiner Freude lag im Briefkasten ein Umschlag meines Vaters, in welchem ein Zeitungsartikel war. Mein Vater schrieb dazu, dass der Artikel bestimmt interessant für mich sein wird. Es ist schön zu wissen, dass er meine Interessen unterstützt."

Modul 3
Achtsamkeit und Bewegung

Zwei weitere große Bausteine kommen nun in den „Bauchladen der Stressbewältigung“: Achtsamkeit als ein wichtiges Prinzip, bei dem wir uns Dingen voll und ganz widmen, sowie die Bewegung als guter Motor zum Stressabbau. Mit der Bewegung gehen wir an das „**E**“ des BERN-Modells: „**E**xercise“.

Lassen Sie uns aber an dieser Stelle noch einmal einen Rückblick in die ersten beiden Kapitel werfen und den roten Faden weiterführen: Stress ist etwas ganz Natürliches und im ersten Moment weder gut noch schlecht. Aufgrund der Veränderungen des „modernen Lebens“ sind stressauslösende Situationen jedoch sehr häufig geworden. Zusätzlich machen wir uns den Stress auch noch oft selbst (oder gegenseitig) – obwohl es meist gar nicht um „Tod oder Leben“ geht. Wichtig ist nun, eine Ohnmachts-Situation oder einen Teufelskreis zu verhindern und das Zepter wieder selbst in die Hand zu nehmen. Da Stress potenziell krank machen kann, ist es sinnvoll, den richtigen Umgang mit Stress (erneut) zu lernen. Ein multimodales Stressmanagement-Programm, wie Sie es in diesem Manual kennenlernen, kann helfen und Sie darin unterstützen, die Herausforderungen des Alltags zu meistern. Von entscheidender Wichtigkeit ist dabei das Thema Entspannung. Die durch verschiedene Methoden auslösbare Entspannungsantwort ist in der Lage, der Stressantwort entgegenzuwirken und positive physiologische Veränderungen herbeizuführen. Grundsätzlich lassen sich die erwähnten Entspannungstechniken in zwei Gruppen unterteilen: Verfahren mit einem wandernden Fokus, wie der Body-

Scan, bei dem die Aufmerksamkeit bewusst nacheinander in einzelne Körperteile geschickt wird, oder Verfahren mit einem stetigen Bezugspunkt – wie die „klassische“ Atem-Meditation.

Auch bei der Entspannung gibt es individuelle Unterschiede: Entspannt man im Liegen, Sitzen oder doch bei einer Methode, die man in Bewegung ausführt? Wichtig ist auch die Frage, wann und wo entspannt wird. Setzen Sie für Ihre Umgebung und vor allem auch für sich selbst klare Signale, dass für Sie nun das Motto „Jetzt entspannen“ gilt:

- „Immer wenn ich diese Decke aus dem Schrank hole ...“
- „Immer wenn ich mich auf diese Matte setze ...“
- „Immer wenn ich diese Kerze anzünde ...“

Eines aber haben alle Entspannungsverfahren gemein: Nur wenn sie regelmäßig praktiziert werden, können die positiven Effekte und die Entspannungsantwort greifen. Genießen Sie die Zeit der inneren Einkehr. Seien Sie sich dessen bewusst, dass die Effekte Training brauchen, haben Sie Zutrauen in sich selbst! Damit Ihnen eine Regelmäßigkeit gelingt, verorten Sie Entspannung als Termin fest in Ihrem Tagesgeschehen, auch an „unregelmäßigen“ Tagen, dann eben zu einem anderen Zeitpunkt, oder an einem anderen Ort. Ganz getreu dem Kästner-Motto: „Es gibt nichts Gutes, außer man tut es“.

SARW-Technik

Bevor wir nun zum Thema Achtsamkeit kommen, möchten wir Ihnen an dieser Stelle einen neuen „Mini“ vorstellen, die **SARW-Technik: S**topp – **A**tme – **R**eflektiere – **W**ähle.

Dieser Mini lässt sich gut in akuten stressreichen Situationen anwenden. Stellen Sie sich beispielsweise einen heftigen Streit mit Ihrem Partner, Ihrer Partnerin vor. Er oder sie wird immer lauter und schreit Sie an. Bei der Entscheidung, wie Sie nun angemessen reagieren, ohne dass sich der Streit immer weiter hochschraubt, kann die SARW-Technik Sie unterstützen:

1. **Stopp**: Sie durchbrechen Ihre Gedanken und sagen zu sich selbst „Stopp“. Dadurch nehmen Sie sich aus der Situation heraus. Unterstützen können Sie dies, indem Sie sich bewegen und einen Schritt zur Seite machen. Holen Sie – bildlich gesprochen – Ihre persönliche „Stoppkelle“ heraus!
2. **Atme**: Sie nehmen einen tiefen Atemzug, um Ihre Anspannung kurz abzusenken und die automatische Stressreaktion aktiv „abzubremsen“.
3. **Reflektiere**: Sie denken darüber nach, welche Möglichkeiten der Reaktion Sie gerade haben.
4. **Wähle**: Sie entscheiden, welche der Möglichkeiten Sie nun *bewusst* wählen.

Die SARW-Technik unterstützt das Innehalten von Zeit zu Zeit. Statt auf dem „Chronos“, dem chronologischen Zeitablauf, sollte der Fokus auf dem „Kairos“, dem rechten Augenblick, dem günstigen Zeitpunkt einer Entscheidung liegen –, um die griechischen Begriffe im Zusammenhang mit der Zeit zu verwenden. So will uns die SARW-Technik das Gefühl der Kontrolle vermitteln. Wir sind in verschiedenen Situationen des Lebens nicht „ohn-mächtig“, nicht ohne Macht, sondern wir können aktiv werden und unsere Selbstwirksamkeit, das Vertrauen in die eigene Stärke, weiterentwickeln.

Fallbeispiel: Die Kursteilnehmerin Maria R. schildert folgende Situation, in der sie die SARW-Technik eingesetzt hat: „Am vergangenen Freitag war ich in der Stadt, da ich noch ein paar dringende Besorgungen machen musste. Nach mehrmaligem Rundenfahren auf dem Parkplatz sah ich endlich eine freie Lücke und setzte den Blinker zum Hineinfahren. Plötzlich kam von der anderen Seite ein weiteres Auto und schnappte mir den Parkplatz vor der Nase weg. Stopp, durchatmen. Ich hatte die Wahl: Entweder steige ich nun aus und mache meiner Wut beim anderen Fahrer Luft oder ich nehme die Situation so hin und suche mir eine neue Parklücke. Ich entschied mich für die stressfreie Variante und siehe da, die nächste Parkmöglichkeit ergab sich prompt.“

Das Achtsamkeitsprinzip

Oft sind wir „in Gedanken“ oder nicht „bei der Sache“. Wir erledigen Alltägliches, beschäftigen uns dabei gedanklich mit ganz anderen Dingen, die in der Vergangenheit passiert sind oder die heute, morgen oder nächste Woche noch zu erledigen sind. Dabei sind wir nicht im „Hier und Jetzt“, wir sind nicht achtsam im gegenwärtigen Augenblick. Achtsamkeit meint also die bewusste und nicht-wertende **Wahrnehmung der Gegenwart.**

Ein Beispiel aus dem Alltag: der Abwasch. Natürlich kann man während des Waschens von Tellern, Tassen und Besteck darüber nachdenken, was man am Abend kochen möchte. Das ist – unter dem Gesichtspunkt der Effizienz – auch durchaus naheliegend. Mit Hinblick auf die Stressbewältigung, um die es hier ja geht, ist eine innere Haltung der Achtsamkeit allerdings günstiger. Man ist mehr bei sich, in der Situation, erlebt Ruhe, Konzentration und Versenkung. Man bekommt mehr mit, ist nicht immer innerlich ganz woanders. Wie soll dies nun bei einem banalen Beispiel wie dem Geschirrspülen aussehen? Es würde bedeuten, dass man auch in dieser Situation mit allen Sinnen bei der Sache ist und sie bewusst wahrnimmt: Man spürt, wie sich die Hände auf dem Geschirr oder im Wasser bewegen, man schaut genau hin, „schaut zu“, wie sich der Schwamm auf dem Geschirr bewegt (und ja, sauberer wird es dadurch auch). Man riecht, wonach das Spülmittel duftet. Mit anderen Worten: Auch einen so simplen Vorgang wie das Geschirr abwaschen kann man als Übung der Achtsamkeit nutzen und ihn bewusst wahrnehmen, aufmerksam sein.

„Tue, was du tust“, ist die auf den Punkt gebrachte Grundregel des Achtsamkeitstrainings.

Und was bedeutet *„nicht-wertend“*? Es heißt, dass während der Achtsamkeit keine Bewertung vorgenommen wird, dass man die Dinge so wahrnimmt, wie sie sind. Um zum Beispiel zurückzukehren: Man fragt sich nicht, ob das Geschirr schön ist oder nicht, ob zu viel oder zu wenig Wasser im Becken ist, ob man vielleicht auf ein anderes Spülmittel umsteigen sollte. Das ist wahrscheinlich für Sie eine ungewöhnliche Vorstellung. Und wir können uns durchaus vorstellen, dass Sie sich, wenn Sie diese Sätze lesen, innerlich an die Stirn tippen und denken: Warum nicht über andere Dinge nachdenken? Und warum nicht bewerten? Wenn das Wasser zu kalt ist, muss heißes Wasser nachgefüllt werden. Wenn das Spülmittel nicht sauber wäscht oder der Lappen alt ist, muss gehandelt werden.

Aber, Sie merken schon: Es macht einen Unterschied, welche innere Haltung Sie einnehmen. Ob Sie die *„Brille der Achtsamkeit“* aufsetzen oder unsere gewohnte „Brille“, mit der wir analysieren, kritisieren, rationalisieren, perfektionieren, organisieren, optimieren, hinterfragen, grübeln, sorgen.

Genau das ist der entscheidende Punkt: Es gibt verschiedene Sichtweisen, zwischen denen man wählen kann. Im Leistungsmodus, für die Stressantwort, ist die uns bekannte „Brille“ sinnvoll, die uns darauf fokussiert: Was ist zu tun? Wo lauert Gefahr? Wenn wir im Gegenteil dazu aber Stress abbauen und innerlich entspannen wollen, ist es von Vorteil, diese Brille immer wieder abzulegen und die „Brille der Achtsamkeit“ aufzusetzen.

Die Vorstellung der beiden Brillen, mit denen sich auf die Welt schauen lässt, bedeutet noch mehr. Man kann sie mit dem westlichen und dem östlichen Blick beschreiben. Der westliche Blick zielt darauf ab, die Welt zu verstehen, Kontrolle zu gewinnen, sie handhabbar zu machen, Entscheidungen zu treffen, Experten zu werden, Probleme zu lösen, und bei all dem immer noch schneller zu werden, also noch schneller „abzuscannen“ und Schlüsse zu ziehen. Der östliche Blick beobachtet – und schult damit die Aufmerksamkeit. Er ist in gewisser Weise wie der Blick des Kindes, unvoreingenommen, naiv, offen, vertrauensvoll, unschuldig. Während der westliche Blick fokussiert, ist der östliche Blick weit.

Und so gibt es streng genommen auch eine entsprechende Unterscheidung bei den in Modul 2 vorgestellten Entspannungsverfahren. Auch auf sie lässt sich die Unterscheidung zwischen westlichem und östlichem Denken, zwischen den beiden Brillen, übertragen, sozusagen eine Eben tiefer. Einige Verfahren, die sogenannten klassischen Entspannungsverfahren wie das Autogene Training oder die Progressive Muskelentspannung, haben – wie der Name schon sagt – das Ziel, zu entspannen. Bei ihnen werden Körperzustände bewusst so verändert, dass wir uns entspannter fühlen. Es wird also zielgerichtet eingegriffen, verändert, erzeugt. Beim *Body Scan* oder auch der *Atem-Meditation* dagegen wird nur beobachtet, was ist, ohne dies zu verändern oder zu bewerten. Auch beim Yoga oder Qi Gong liegt der Fokus auf der bewussten Wahrnehmung des Zusammenspiels von Bewegung und Atmung. Sie sind also im eigentlichen Sinne keine Entspannungs- sondern Achtsamkeitsverfahren, in denen die bewusste Lenkung der Aufmerksamkeit geschult wird. In der Regel kommt es dabei auch zu einer physiologischen Entspannung. Diese ist aber eher – gern gesehener – Nebeneffekt als Ziel der Übung. Die Entspannungsreaktion kann durch beide Verfahren ausgelöst werden. Die Achtsamkeitsmethoden helfen uns jedoch dabei, bewusst eine andere Haltung einzunehmen und klarer zu sehen, was jetzt gerade ist, in diesem Moment. Was sowieso schon da ist, ob wir es nun wollen oder nicht. Um die Dinge aber möglichst übersichtlich und praktikabel zu halten, bleiben wir auch im Folgenden bei dem einheitlichen Begriff Entspannungsverfahren.

Die *Neurobiologie* hat inzwischen eine Menge Erkenntnisse darüber, was diese unterschiedlichen Sichtweisen „mit uns machen“. Zunächst einmal weiß man heute, dass man mit dem „bewertenden“ Blick, der bei uns so verbreitet ist, Wahrnehmungen selektiert. Wir sehen, was wir sehen wollen. Wir konstruieren damit im Inneren unsere Realität. Wir sehen die Dinge nicht, wie sie sind. Wir filtern, entsprechend unseren Vorerfahrungen. Der nicht-wertende Blick, der in der Achtsamkeitspraxis geschult wird, zieht ganz andere Konsequenzen nach sich, für unsere Wahrnehmung wie für unser Gehirn: Wir werden sensitiver und präziser in der Wahrnehmung, wir kriegen viel mehr mit, weil nicht alles sogleich in Schubladen gepackt wird. Die ganze Energie, die wir brauchen, um Situationen zu bewerten, wird frei. Und: Wir können durch das Beobachten und Nicht-Bewerten auch (bei uns und anderen) freier sein, mehr Freiheitsgrade zulassen. Denn es gibt nicht gleich die Angst, etwas falsch zu machen, zu scheitern. In Stresssituationen tun wir genau das, was wir in Gefahrensituationen immer getan haben, um Leib und Leben zu retten und nicht gerade jetzt einmal etwas Neues auszuprobieren. Wir reagieren automatisch, handeln schnell und nach eingefahrenen Mustern.

> **Und alles bleibt beim Alten:** Wenn man das macht, was man immer gemacht hat, wird man auch genau das bekommen, was man schon immer bekommen hat.

Thema dieses Buches aber ist das *Stressmanagement*. Und dazu gehört eben auch, in einem geschützten Raum, wenn es nicht um das Überleben geht, auch mal etwas Neues auszuprobieren, zu fragen: „*Kann man das auch anders machen?*“ oder sogar „*Kann man das auch anders sehen?*“ bzw. einfach einmal zuzuschauen, was kommt, zu sehen, was geht. Wer Achtsamkeit übt, wer sich also als Erwachsener wieder ein wenig in den natürlichen Zustand des Kindes versetzt, der wird kreativer, innovativer, neugieriger und offener – das ist auch neurobiologisch abgesichert. Er kann sich innerlich vertiefen und versenken, kann länger bei einer Sache bleiben, aber auch leichter einmal Neues ausprobieren, ist innerlich freier, offener und einfühlsamer, mehr in Verbindung mit der Welt und den Menschen um ihn. Er kommt, im wahrsten Wortsinn, zur „Besinnung", wozu auch das sinnliche Genießen gehört. Im Fachjargon ist er dann im „Responsive Mode" und nicht, wie bei der Stressantwort, im „Reactive Mode". Nicht zuletzt hat man in diesem Modus nicht ständig das Gefühl, auf der Hut sein zu müssen und von potenziellen Feinden umgeben zu sein. Allein das schon macht das Leben sehr viel angenehmer.

Das Großartige nun ist, dass wir diese beiden Sichtweisen kombinieren, diese beiden Brillen abwechselnd nutzen dürfen. Die Mischung macht's! Und eben die Freiheit, je nach Bedarf und Situation eher analytisch, effektiv und fokussiert an die Dinge heranzugehen oder achtsam und „unkonditioniert". Achtsamkeitstraining hilft genau dabei, zwischen diesen beiden Blickwinkeln aktiv und bewusst hin und her zu wechseln: die Dinge (und sich selbst) so zu sehen, wie sie sein sollen, aber auch zu sehen und anzunehmen, wie sie sind. Und zwischen beidem unterscheiden zu können. Und so, um nach diesem Exkurs wieder auf den Abwasch zurückzukommen, sich auch am Abwasch mal die eine, mal die andere innere Haltung zu gönnen.

> Unsere Gedanken kreisen viel um die Vergangenheit und auch um die Zukunft. Dem gegenwärtigen Augenblick allerdings schenken wir oft nur sehr wenig Beachtung. Dabei ist die Gegenwart der einzige Augenblick, den man aktiv gestalten und beeinflussen kann. Es ist der Augenblick, in dem man lebt.

Achtsamkeit in ihrem grundlegenden Verständnis nun setzt sich, wie dies ja schon angeschnitten wurde, aus zwei Komponenten zusammen: Einerseits der **Präsenz**, als Verbundenheit mit dem gegenwärtigen Augenblick und der gleichzeitigen Bewusstheit desselben, und andererseits der **Akzeptanz des Augenblicks**, so wie er nun einmal gerade ist. Ihn nicht zu bewerten, sondern „nur" zu beobachten.

Achtsamkeit ist ein wichtiges Prinzip der Stressbewältigung, im Endeffekt handelt es sich um Stressbewältigung durch Anwesenheit. Sie ist eine wichtige Voraussetzung für die Stressreduktion, welche dann im Inneren – d.h. physiologisch – u.a. durch sog. *„Glückshormone"* ausgelöst bzw. umgesetzt wird. Im Zusammenhang mit diesen inneren Motivations- und Belohnungshormonen ist nun Folgendes interessant: Glückshormone werden vor allem infolge einer angenehmen sinnlichen Erfahrung frei. In der Achtsamkeit, dem achtsamen Umgang, in dem wir mit unseren Sinnen ganz im Hier und Jetzt sind, in dem wir schmecken, hören, sehen, riechen etc., kommt es genau zu dieser

Ausschüttung von Glückshormonen. Jetzt werden Sie vielleicht kritisch anmerken, dass wir beim achtsamen Gewahrsein dessen, was ist, nicht unbedingt nur angenehme Dinge bewusster erleben sondern möglicherweise auch Schmerzen oder negative Gefühle wie Traurigkeit oder Wut. Wie, so werden Sie jetzt vielleicht fragen, soll das denn zur Ausschüttung von Glückshormonen passen? Zwei Punkte sind dazu zu sagen:

- Einerseits setzt hier die Frage der Bewertung ein, welche Zuordnung wir den Erfahrungen geben. Denn es sind ja wir selbst, die darüber entscheiden, ob etwas positiv, neutral oder negativ für uns ist.
- Andererseits gibt es aber sicher zweifelsfrei Körperempfindungen, Gefühle oder Gedanken, die für die Mehrzahl der Menschen unangenehm oder negativ sind. Kurzfristig werden diese tatsächlich zunächst intensiver, bewusster erlebt. Langfristig, mit Erfahrung in der achtsamen Beobachtung, gelingt es uns aber, diese Wahrnehmungen besser zu kontrollieren.

Das Gefühl der Kontrolle und Nicht-Ohnmacht kann dann wiederum Quelle von Zufriedenheit sein, da es unsere sogenannte Selbstwirksamkeit, das, was wir selbst in der Hand haben, erhöht. Tatsächlich hat sich in den letzten Jahren durch die Forschung im Bereich der Neurobiologie bestätigt, dass durch Achtsamkeit im Gehirn Zentren aktiviert werden, die mit einer verbesserten Aufmerksamkeit und einer erhöhten Kontrolle von (negativen) Emotionen in Verbindung stehen und ein verbessertes Körpergewahrsein vermitteln („Einstimmung"). Zusätzlich stärkt eine differenziertere Selbstwahrnehmung auch das Gefühl der Verbundenheit mit uns selbst und anderen – auch dieses ist ein wichtiger Baustein für die Stressbewältigung, wie Sie in Modul 5 noch näher erfahren werden. All diese „Funktionen" der Achtsamkeit basieren neurobiologisch auf der Aktivierung von wichtigen Netzwerken, die unter anderem mit endogener Belohnung („Glück") und Motivation in Zusammenhang stehen. Und da schließt sich dann wieder der Kreis. So ist es letztendlich egal, ob wir einem Spatz im Biergarten zugucken, ein Brot schneiden, ein neues Shampoo ausprobieren, die Blumen gießen, ein Hemd bügeln, ein Bild anschauen, eine Zeitung blättern, uns an den Schreibtisch setzen, eine Pizza essen oder mit den Fingern über die Tastatur des Laptops fliegen. Wir können achtsam gehen (und werden dann sehr schnell merken, dass die Schultern hochgezogen sind …), achtsam einkaufen, achtsam Auto fahren.

Allerdings: Von ganz allein geht es nicht. Die verstärkte Aufmerksamkeit im Alltag ist nicht schlecht. Doch auch Achtsamkeit gilt es zu üben und zu trainieren. Zum Beispiel durch eine tägliche Meditation wie in Übung 2.3. Ein guter Einstieg kann auch sein, *Achtsamkeit am Beispiel von Bewegung* zu erproben. Hier bietet sich die Meditation im Gehen (siehe Übung 3.2) an. Schritt für Schritt einfach nur gehen, im individuellen Rhythmus, den Kontakt zum Boden, die Schrittfolge wahrnehmen, eher grob als subtil spüren. Während einer Gehmeditation steht das Bewusstsein seiner Selbst („Selbst-Bewusstsein") im Vordergrund.

Der „Flow-Zustand“ kann sich einstellen: Das völlige Aufgehen in einer Tätigkeit. Die *Gehmediation* ist eine Form der achtsamen Körperarbeit. Auch Yoga, Tai Chi oder Qi Gong können darunter gefasst werden.

Achtsamkeit wird mittlerweile verbreitet im therapeutischen oder präventiven Kontext eingesetzt. Das von *Jon Kabat-Zinn* entwickelte Programm der *Mindfulness-based Stress Reduction (MBSR)*, was so viel bedeutet wie „Stressbewältigung durch Achtsamkeit“, schult in einem achtwöchigen Programm die Achtsamkeit. Basierend auf Kabat-Zinns Programm haben sich eine Reihe weiterer achtsamkeitsbasierter Methoden entwickelt, die unterschiedliche therapeutische Ansätze verfolgen. Ihnen allen ist – ebenso wie der Mind-Body Medical Stress Reduction (MBMSR), die sie in diesem Manual kennenlernen – gemein, dass sie auf der Ausbildung einer achtsamen Haltung aufbauen.

Bewegung

Kommen wir, wie angekündigt, nun zum zweiten großen Instrument im „Bauchladen des Stressmanagements“: Bewegung. Bewegung ist ein klares Kennzeichnen des Lebens. Unser Körper ist vollkommen auf Bewegung ausgerichtet. Nicht umsonst spricht man auch vom Bewegungsapparat. Dennoch fordern wir ihn nicht mehr ausreichend, da wir den Großteil unserer Zeit im Sitzen oder Liegen verbringen. Vor zwei Millionen Jahren sah dies noch anders aus. Der Mensch von damals war gezwungen, körperlich aktiv zu sein. Nahrungsbeschaffung und körperliche Arbeit standen im Vordergrund. Heute ist Nahrungsbeschaffung mit einem Besuch im Supermarkt verbunden und die Arbeit wird bei vielen am Computer verrichtet. Hinzu kommt der eigene innere Schweinehund, der uns von der Bewegung abhält. Dennoch sind die positiven Auswirkungen von Bewegung auf die körperliche und psychische Gesundheit unumstritten. Nicht umsonst empfiehlt man depressiven Menschen oder Menschen in der Rekonvaleszenz nach einer schweren Erkrankung eine regelmäßige moderate körperliche Aktivität. Auch hier werden „Glückshormone“ ausgeschüttet!

Doch kann Bewegung auch Stress bedeuten?

Ja, kann es. Viele setzen sich gerade beim Sport hohe Ziele und damit oft auch unter Leistungsdruck, der anspornt, aber auch in Stress versetzt. Gleichzeitig kann Bewegung stressig sein, wenn man seinen Körper überanstrengt und ihm zu viel abverlangt, ein erstes Anzeichen ist hier zum Beispiel der Muskelkater. Wie immer im Leben: Übertreiben sollte man nicht, sondern das rechte Maß finden. Und da Stress bekanntlich im Kontext der „Kampf oder Flucht“-Reaktion des Organismus steht – und zur Flucht (wie zum Kampf) brauchen wir nun einmal unseren Bewegungsapparat –, gibt es ohnehin einen unmittelbaren biologischen Zusammenhang zwischen diesen beiden Bereichen.

Das ist jedoch nur ein Aspekt. Die gute Nachricht ist: Bewegung fördert nicht nur Fitness und Gelenkigkeit, sondern reduziert nachweislich auch Stress – und kann daher gezielt zur Stressreduktion eingesetzt werden. Oftmals macht man dies ganz intuitiv: Man geht schwimmen oder eine Runde laufen, um „runterzukommen" oder „den Kopf frei zu machen". Sport oder körperliche Aktivität wirken ausgleichend und helfen, auf andere Gedanken zu kommen. Andere Menschen allerdings – und das sind nicht wenige – zieht es gerade unter Stress eher aufs Sofa. Sie setzen sich ins Auto, um schnell noch etwas zu essen zu holen, sie verharren Stunden vor dem Rechner, weil ein Projekt fertig werden muss und die E-Mails kein Ende nehmen. Sie wissen ganz genau, dass es jetzt klüger wäre, einmal eine Runde um den Block zu drehen, und doch gelingt es ihnen nicht, den Absprung zu schaffen. Hier hilft die Gewohnheit. Wer in guten Zeiten läuft oder radelt, der schafft das dann auch in Belastungszeiten.

> Für „Couch-Potatoes", Schwerarbeiter, Prüflinge oder andere akut Gestresste hilft nur eins: sich abholen und mitschleifen lassen, sich verabreden. Zu zweit geht alles leichter. Und wenn der erste Schritt getan ist, stellt sich das gute Gefühl nach dem Spaziergang, dem Dauerlauf oder dem Tanzengehen von selbst ein.

Unser Körper stellt unter Stress Energie bereit. Körperliche Aktivität kann genau diese Energie abbauen. Auch vermag Bewegung, die eigene Widerstandskraft gegenüber Belastungen zu erhöhen. Man kann sich eventuell auch bildlich vorstellen, dass unter Bewegung Energie und Stresshormone tatsächlich „abgebaut" werden.

Wie und in welchem Umfang nun sollte man sich bewegen, möchte man einen günstigen Effekt auf die eigene Gesundheit und die Stressfestigkeit bewirken?

Allgemein kann man verschiedene Qualitäten der Bewegung unterscheiden. Einerseits gibt es Bewegungsarten wie Laufen, Rad fahren oder Schwimmen. Sie wirken besonders auf das Herz-Kreislaufsystem und trainieren primär die Ausdauer. Andererseits eignet sich der Besuch im Fitness-Studio oder die Liegestützen zu Hause zum Muskel- bzw. Kraftaufbau. Weiterhin sollten Übungen zur Koordination oder für das Gleichgewicht eingebaut werden. Dies kann auch im normalen Alltag geschehen. So kann man beispielsweise auf einem Bein Zähne putzen oder in der Straßenbahn das Stehen ohne Festhalten üben. Als Faustregel gilt:

- 70% der Bewegung sollten auf den Ausdauerbereich entfallen,
- weitere 20% auf Kraft- und
- 10% auf Koordinations- und Gleichgewichtsübungen.

Generell sind 30 Minuten („extra") Bewegung an mindestens fünf Tagen pro Woche empfehlenswert (in „Kalorien" gerechnet sollten es mind. 1.500 kcal wöchentlich sein). Das mag zunächst vielleicht viel klingen. Die gute Nachricht ist jedoch, dass diese empfohlene Bewegungsdauer von 30 Minuten in 10-Minuten-Bausteine zerlegt werden kann, d.h. es ist nicht einmal notwendig, sich eine halbe Stunde am Stück zu bewegen. Vielleicht sagen Sie sich nun, dass Sie sich diese halbe Stunde sowieso schon – z.B. alltags- oder berufsbedingt – bewegen, beispielsweise durch Wege, die Sie zu Fuß zurücklegen. Gute Sache, dennoch sollten Sie, wenn irgend möglich, die 30 Minuten zur Stressreduktion zusätzlich zu Ihrem gewohnten Bewegungsausmaß in den Alltag einbauen. Das hat auch den Grund, dass es eben einen Unterschied macht, ob man mit einem Handy am Ohr im Laufschritt zum Bus läuft oder Bewegungseinheiten in den Wochenplan einbaut, in denen man nur eines macht: sich bewegen.

Empfehlungen zur Intensität von Bewegung:

- 5–7 x/Woche
  über ca. 30 min
  einer moderaten (zusätzlichen) körperlichen Aktivität
- 60–80% der max. Herzfrequenz (HF)
  (entspricht etwa HF 100–150)
- 14–20 kcal/kg Körpergewicht
  (ca. 1.500–2.000 kcal/Woche)

Vielleicht legen Sie sich als Hilfe auch ein „Bewegungskonto“ an, möglicherweise als inneres Bild. Bei einer 30-Minuten-Einheit schnellen Gehens laufen Sie ungefähr 3.000 Schritte und verbrennen so circa 200–250 kcal (s. Abb. 4). Bewusst können Sie jeden einzelnen Schritt auf Ihr Bewegungskonto „einzahlen“. So sind Sie anwesend, und erleben Ihre Selbstwirksamkeit, Ihr Vertrauen in Ihre Stärke. Auch bei der Bewegung gilt: Qualität vor Quantität. Eine halbe Stunde achtsames Schwimmen bringt vielleicht mehr, als sich bei unzähligen Bahnen im Schwimmbad zu quälen.

Achten Sie dennoch auch darauf, Bewegung in Ihren Alltag einzubauen: Nutzen Sie die Treppe statt den Aufzug, laufen Sie oder fahren Sie mit dem Rad zum Supermarkt um die Ecke oder spielen Sie mit Ihren Kindern ein Bewegungsspiel.

Hintergrundinformationen: Bewegung als Säule zum Stressmanagement

Karvonen-Formel

Für diejenigen unter Ihnen, die gerne mit Pulsuhr arbeiten und Spaß an Formeln haben, ist die Karvonen-Formel vielleicht eine Motivation. Sie beschreibt, in welchem Bereich Ihre Herzfrequenz in der Bewegung liegen sollte, d.h. in welchem Bereich Sie weder über- noch unterbelastet trainieren

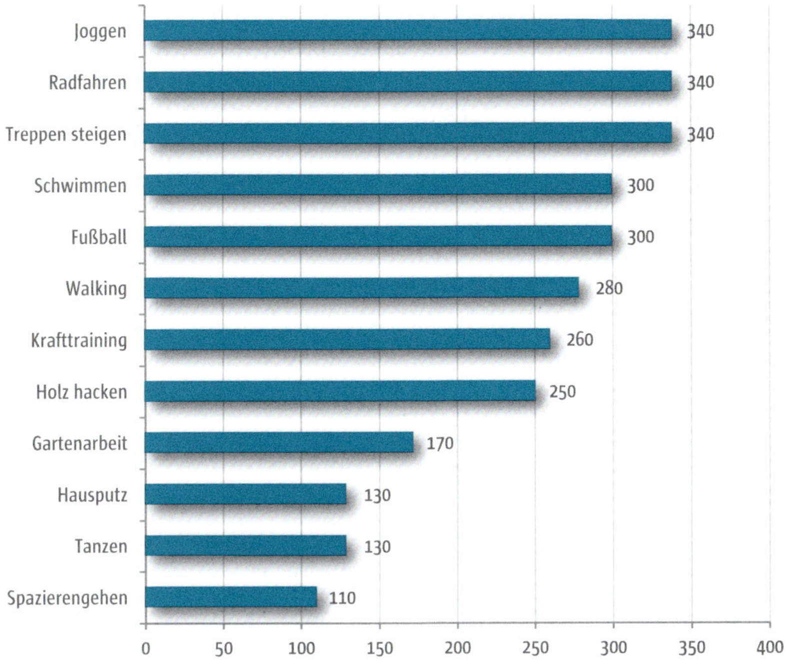

Abb. 4 Kalorienverbrauch durch körperliche Aktivität (durchschnittlicher Kalorienverbrauch in 30 Minuten)

(vgl. Übungs-HF). Für alle anderen gilt die Regel *„Laufen ohne zu schnaufen"*. Sie ist ein Anhaltspunkt für das richtige Maß der körperlichen Belastung, Sie sollten nicht völlig außer Puste sein, aber schon merken, dass Sie sich mehr bewegen als bei einem gemütlichen Schaufensterbummel.

Übungs-HF = (max. HF – RP) x % Intensität + RP

- Ruhepuls (RP): Puls messen (15 sec messen x 4)
- max. Herzfrequenz (HF): abschätzen (ca. 220 – Lebensalter)

Moderate Intensität einer Aktivität liegt bei 60–80% der max. HF.

Beispiel: 40 Jahre alter Mann hat einen Ruhepuls (RP) von 80

Berechnung:

(220 – 40) – 80 = 100

100 x 50% = 50 (Intensität)
100 x 75% = 75

50 + 80 = 130
75 + 80 = 155

Wenn besagter Mann sich nun mit einer eher geringen Intensität sportlich betätigen möchte, so sollte seine Übungs-Herzfrequenz, d.h. sein Puls, 130 Schläge pro Minute nicht überschreiten, bei einer hohen Übungs-Intensität von 75% sollte der Übungs-Puls etwa bei 155 Schlägen pro Minute liegen.

Eine einfache Möglichkeit, die maximale Herzfrequenz abzuschätzen ist also folgende Formel:

Formel zur groben Abschätzung der maximalen Herzfrequenz

max. Herzfrequenz (HF) = 220 – Lebensalter

In den letzten Jahren wurde festgestellt, dass dies nur eine sehr grobe Abschätzung der maximalen Herzfrequenz ist. Bei jüngeren Sportlern (unter 40) wird die Herzfrequenz damit häufig überschätzt, bei älteren Sportlern unterschätzt. Auch das Geschlecht und der Trainings- bzw. Konditionsstatus haben einen Einfluss auf die Bestimmung der tatsächlichen maximalen Herzfrequenz. Diejenigen unter Ihnen, die schon begeisterte Sportler sind und eine exaktere Messung ihrer Herzfrequenz wünschen, können mit der nachfolgenden Formel ihre maximale Herzfrequenz präziser voraussagen.

Formel zur präziseren Abschätzung der maximalen Herzfrequenz

- Männer: max. Herzfrequenz = 202 – (0,55 x Alter)
- Frauen: max. Herzfrequenz = 216 – (1,09 x Alter)

Formel zur Abschätzung des Kalorienverbrauchs

Körpergewicht (in kg) x gelaufene Strecke (in km) = Energieverbrauch (in kcal)

Bei einem angestrebten Gesamtenergieumsatz durch körperliche (Zusatz-)Bewegung von z.B. 1.500 kcal pro Woche ergibt sich somit für eine etwa 71 Kilogramm schwere Person eine „notwendige“ Geh- bzw. Laufstrecke von 21 Kilometern. Das klingt erst einmal sehr viel. Teilt man dies jedoch auf die einzelnen Wochentage auf, so ergibt sich eine Gehstrecke von drei Kilometern pro Tag. Mit einem zügigen, also moderaten Schritt können Sie diese Strecke in einer halben Stunde zurücklegen. Letztendlich zählt jedoch jede Bewegung, auch Radfahren, Schwimmen, Treppensteigen, Gartenarbeit, Hausarbeit usw.

Von „zusätzlicher“ Bewegung sprechen wir hier, weil z.B. das morgendliche Aufstehen an sich ja auch schon eine kalorienverbrauchende Bewegung wäre und auf der anderen Seite, nicht zuletzt aus Gründen der Achtsamkeit und der

Selbstwirksamkeits-Erfahrung oder einfach dem Erleben von Kontrolle, es eben einen Unterschied macht, ob ich bei dieser Bewegung „anwesend“ bin und sie möglicherweise auch bewusst genieße, d.h. sie für mich, meine Gesundheit und die Stressreduktion aktiv einsetze. Wer aber z.B. beruflich so viel „unterwegs“ ist, dass er schlicht zu kaputt für zusätzliche Bewegung ist oder es einfach, auch aus inhaltlichen Überlegungen heraus, keinen Sinn macht, da noch etwas draufzusatteln, dem empfehlen wir, bewusst einen Teil der Routinebewegung auszuwählen, diese dann achtsam zu verrichten und auf das o.g. Bewegungskonto „einzuzahlen“ („Die nächsten 30 Meter meines Ganges auf dem Stationsflur im Krankenhaus, die mache ich auch für mich und meine Stressreduktion – ich zahle sie bewusst auf mein Konto ein.“).

Auch mit geringen Bewegungsvolumina werden schon messbare Effekte erzielt, es zählt jeder Schritt. Nach Studien ist bereits eine körperliche Aktivität von 1.000 kcal pro Woche mit einer 30-prozentigen Reduktion der Mortalitätsrate (Sterblichkeit) verbunden. Andere Forschungen konnten zeigen, dass beispielsweise eine tägliche Gehstrecke von ca. 2,5 km insbesondere das Risiko für die Entwicklung einer koronaren Herzerkrankung enorm verringert (s. Tab. 2 und 3). Es gibt außerdem immer mehr Hinweise darauf, dass das Ausmaß der Inaktivität eine größere Rolle spielt, als das Ausmaß der Aktivität. Daraus folgt nicht nur: viel hilft viel, sondern auch: etwas ist besser als nichts! Und: jede Bewegung zählt!

Tab. 2 Auswirkungen von körperlicher Aktivität auf die Gesundheit

Lebenserwartung	↑↑↑
Risiko von kardiovaskulären Erkrankungen	↓↓↓
Blutdruck	↓↓
Risiko an Darmkrebs zu erkranken	↓↓
Risiko an Diabetes mellitus Typ 2 zu erkranken	↓↓↓
Beschwerden durch Arthrose	↓
Knochendichte im Kindes- und Jugendalter	↑↑
Risiko altersbedingter Stürze	↓↓
Kompetenz zur Alltagsbewältigung im Alter	↑↑
Kontrolle des Körpergewichts	↑
Angst und Depression	↓
allgemeines Wohlbefinden und Lebensqualität	↑↑

↑ = einige Hinweise, dass körperliche Aktivität die Variable steigert

↑↑ = moderate Hinweise, dass körperliche Aktivität die Variable steigert

↑↑↑ = starke Hinweise, dass körperliche Aktivität die Variable steigert

↓ = einige Hinweise, dass körperliche Aktivität die Variable senkt

↓↓ = moderate Hinweise, dass körperliche Aktivität die Variable senkt

↓↓↓ = starke Hinweise, dass körperliche Aktivität die Variable senkt

Tab. 3 Vorbeugung verschiedener Erkrankungen durch das „Medikament Bewegung“

Ausdauer	Herzerkrankungen, Schlaganfall, Bluthochdruck, Diabetes mellitus, Fettstoffwechselerkrankungen, Übergewicht, Immunsystem, Krebs, Stress, Depression, Alterungsprozesse, ….
Kraft	Osteoporose, Arthrose, Rückenschmerz, Diabetes mellitus, Depression, Alterungsprozesse, …
Koordination	Unfälle, Osteoporose, Arthrose …
Beweglichkeit	Verletzungsprophylaxe, Gelenkserkrankungen
Schnelligkeit	Unfälle, Verletzungsprophylaxe, …

METs (Metabolic Equivalents)

- **1 MET** = Energieverbrauch beim ruhigen Sitzen
- **2 MET** = doppelt so viel Energieverbrauch wie beim ruhigen Sitzen usw.

Anhand der METs (s. Tab. 4 und Abb. 5) können Sie ebenfalls abschätzen, was unter moderater körperlicher Aktivität, also unter Ausdauerbewegung, verstanden wird. Diese entspricht 3,0–6,0 METs (metabolischen Äquivalenten). So fallen schon einige Hausarbeiten in den empfohlenen MET-Bereich, ebenso leichtes Schwimmen oder Rad fahren.

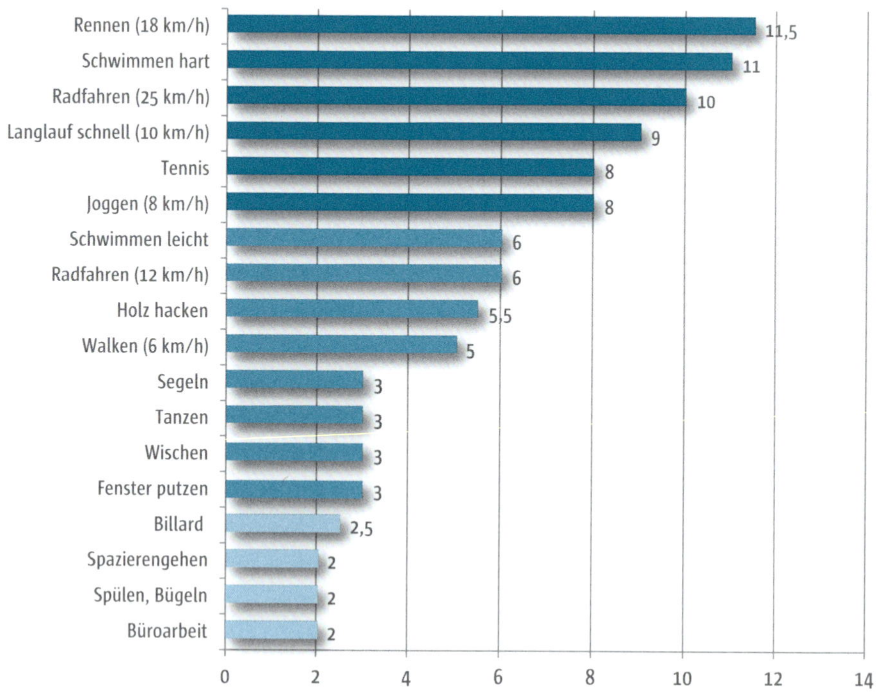

Abb. 5 METs für verschiedene Tätigkeiten

Tab. 4 Unterteilung der METs

METs	Aktivitäten
< 3,0 METs	leicht
3,0–6,0 METs	moderat
> 6,0 METs	stark

Übung 3.1: Rezept

Im abgebildeten „Rezept“ haben Sie die Möglichkeit, sich selbst eine angemessene „Dosis“ von Bewegung zu „verschreiben“ (siehe Empfehlungen oben) – seien Sie dabei möglichst konkret:

Was wollen (könnten) Sie in einer kommenden Übungswoche (bzw. einem Übungstag) machen, wie oft und wie lange?

Oder wollen Sie sich pauschal ein Bewegungskonto (wie im Text beschrieben) „eröffnen“?

Mein wöchentliches Bewegungs-Rezept

Übung 3.2: Gehmeditation

Die Gehmeditation ist eine grundlegende Praxis der Achtsamkeit. Sie kann im Freien oder auch in geschlossenen Räumen geübt werden. Die Gehmeditation kann auch gut mit der Sitzmeditation kombiniert werden.

- Suchen Sie sich einen geschützten Raum.
- Ziehen Sie die Schuhe, ggf. auch Ihre Strümpfe, aus.
- Ihre Achtsamkeit liegt auf dem Kontakt Ihrer Füße mit dem Untergrund. Spüren Sie diesen bewusst.
- Beginnen Sie nun mit dem ersten Schritt, indem Sie ganz bewusst den rechten Fuß anheben, nun die Ferse des rechten Fußes absetzen, gefolgt vom mittleren Fußteil und den Fußzehen („abrollen").
- Spüren Sie bewusst diese Abrollbewegung des Fußes.
- Wenn der ganze rechte Fuß den Boden berührt, verlagern Sie Ihr Gewicht auf den vorderen rechten Fuß, der linke Fuß bleibt so lange noch am Boden. Erst wenn das Gewicht vollständig auf dem rechten Fuß lastet, lösen Sie ganz bewusst den linken Fuß vom Boden, führen das Bein nach vorne, setzen die Ferse des linken Fußes ab und machen den nächsten Schritt wie oben beschrieben.
- Die langsame, stetige Bewegung wird nun für 10 Minuten fortgesetzt. Ändern Sie hin und wieder Ihre Richtung.
- Auch ist es möglich, die Schritte am Atemrhythmus zu orientieren. So können Sie mit jeder Ausatmung den Fuß abrollen.

Viele Bewegungsschulen – und gerade die bei uns zunehmend beliebten „fernöstlichen" Techniken wie das Yoga, Tai Chi oder Qi Gong – beinhalten ebenfalls diesen Aspekt einer fokussierten und achtsamen Körperarbeit. Wer Interesse daran hat, kann auch jene Körperübungen bewusst – und entsprechend der hier beschriebenen Gehmeditation, d.h. mit einer vergleichbaren Intention – zur Stressreduktion einsetzen. Einblicke in das Hatha-Yoga finden Sie im Anhang dieses Manuals.

Take home messages

Achtsamkeit ist ein fundamental wichtiger Bestandteil des Stressmanagements. Nur im Hier und Jetzt, im gegenwärtigen Augenblick, können wir wirklich sinnlich und demnach achtsam sein. Achtsamkeit ist die Voraussetzung dafür, dass Glückshormone und stressreduzierende Belohnungsstoffe ausgeschüttet werden.

Bewegung ist ein weiterer Motor der Stressbewältigung. Eine moderate zusätzliche körperliche Aktivität von 30 Minuten an mindestens 5 Tagen der Woche ist ausreichend, um die positiven Effekte auf Körper und Psyche wirken zu lassen.

Hausaufgabe 3.1: Entspannungsantwort (täglich)

Auch in der kommenden Woche begleitet Sie die praktische Meditation. Versuchen Sie, die Dauer leicht zu steigern. Vielleicht gelingt es Ihnen, nun 8 bis 12 Minuten zu meditieren. Konzentrieren Sie sich auf Ihren Fokus bei der Ausatmung. Sollte Ihnen dieser Zeitraum zu lang sein, ist es natürlich auch vollkommen in Ordnung: Wählen Sie einen kürzeren Zeitraum oder brechen Sie sanft ab, sammeln Sie dabei Erfahrungen und schauen Sie, was Ihnen im Moment richtig und machbar erscheint. Trainieren Sie die Meditation und beobachten Sie genau, was mit Ihnen, Ihrem Geist und Ihrem Körper geschieht!

Bitte schreiben Sie auch hier Ihre täglichen Erfahrungen mit der Entspannung nieder.

Tag 1: ____________________

Tag 2: ____________________

Tag 3: ____________________

Tag 4: ____________________

Tag 5: ____________________

Tag 6: ____________________

Tag 7: ____________________

Hausaufgabe 3.2: SARW-Technik und weitere Minis

Seien Sie in der kommenden Woche offen für Situationen, in denen Sie die vorgestellte Stopp-Atme-Reflektiere-Wähle-Technik einsetzen. Auch das hat etwas mit Achtsamkeit zu tun. Bitte schreiben Sie hier Ihre Situation und Ihre Gedanken zu den einzelnen Schritten auf.

____

____

____

____

____

____

Versuchen Sie auch in den kommenden Tagen, Minis in Ihren Alltag einzubauen und damit den kurzen Moment des Innehaltens zu üben. Wann sind Minis für Sie passend? Haben Sie einen „gedanklichen Anker“, der Sie an die Durchführung der Minis erinnert?

____

____

____

____

Hausaufgabe 3.3: Neues und Gutes

Seien Sie achtsam: Was war für Sie „neu und gut“ – auch in dieser Woche?

Modul 4
Ernährung

Nachdem Sie in den vergangenen Kapiteln bereits zwei Säulen des BERN-Konzeptes, Entspannung und Bewegung, kennengelernt haben, gehen wir nun zur Säule „**N**", sie steht für **N**utrition oder Ernährung. Ihr „Bauchladen der Stressbewältigung" füllt sich damit immer mehr, denn gerade die Ernährung ist ein potenter Faktor, um widerstandsfähiger gegen Stress zu werden. Ihnen ist sicherlich aufgefallen: Es gibt viele Faktoren, die auf unser Stresserleben und den Umgang mit Stress Einfluss nehmen, man kann von unterschiedlichen Seiten aus aktiv werden. Außerdem gibt es, wie Sie merken werden, immer mehr Querverbindungen: Hier in diesem Kapitel geht es damit auch um den Zusammenhang zwischen Ernährung und Achtsamkeit, dem Thema aus dem letzten Kapitel. Weiterhin wird Genuss eine Rolle spielen.

Zu kaum einem anderen Thema gibt es so unterschiedliche Meinungen und Diskussionen wie zur Ernährung. Immer wieder tauchen neue Vorstellungen auf, wie wir uns ernähren sollen. Selbst die Fachwelt diskutiert heftig, welche Ernährung ideal ist. Tatsache ist: *Die* Ernährungsform, welche für jeden von uns geeignet ist, gibt es so nicht. Die Bedürfnisse des Einzelnen sowie etwaige Erkrankungen bzw. der Gesundheitszustand müssen berücksichtigt werden, um den optimalen Ernährungsplan für einen Menschen zusammenzustellen. Viel mehr jedoch als für einen bestimmten Ernährungsplan plädieren wir hier, im Kontext der Stressbewältigung, für einen bewussten und v.a. qualitativen Umgang mit dem Ernährungsthema.

Ernährung ist eine kulturelle Errungenschaft und zentraler Bestandteil unseres Lebens. Aufgabe der Ernährung ist es, uns mit lebensnotwendigen Nährstoffen zu versorgen, sodass wichtige Funktionen in Stoffwechsel, Körper und Geist gewährleistet werden. Dadurch nimmt die Ernährung fundamentalen Einfluss auf unsere Gesundheit. Nicht ohne Grund zählt Übergewicht zu den Risikofaktoren für Diabetes mellitus Typ 2, Herz-Kreislauf-Erkrankungen und für einige Krebserkrankungen. Dies zeigt aber auch, dass gerade die Ernährung eine wichtige Stellschraube ist, um die eigene Gesundheit zu stärken. Mit der Ernährung können wir uns mit Vitaminen und Nährstoffen versorgen, Krankheiten vorbeugen – oder Einfluss auf bestehende Krankheiten nehmen –, etwas für Wohlbefinden und Schönheit tun, aber auch unser Nervensystem stärken.

All das ist nicht neu – und doch oft einfacher gesagt als getan. Die Frage, ob wir uns zum Mittagessen für eine Currywurst mit Pommes oder doch einen Salat mit Putenbrust entscheiden, hängt nicht nur von unserer Willenskraft ab. Wohlgemerkt, hier geht es nicht um das Entweder – Oder, sondern um die Frage des Verhältnisses. Ein Stück Sachertorte oder ein Schokotrüffel, ein Käsefondue und auch die Currywurst können die Lebensqualität mitunter erhöhen – wenn man es nicht übertreibt. Dieser Umgang aber wird eben auch von unserem Stressempfinden geprägt. Schauen wir uns das einmal genauer an.

Ernährung und Stress bzw. Stressbewältigung

Für viele Menschen ist die Ernährung ein Ventil, um Stress abzubauen, genauer, um dem Bedürfnis oder Verlangen nach hochkalorischer, „verdichteter" und ballaststoff*armer* Nahrung nachzugeben, welches sich einstellt, wenn das gestresste Gehirn dem Organismus signalisiert, dass es kämpfen oder fliehen „muss" und dafür schleunigst Energie benötigt, die ansonsten aber nicht belasten soll oder erst kompliziert „ausgepackt" werden muss. Am Abend nach einem stressreichen Tag helfen so die Tüte Kartoffelchips, die Tafel Schokolade oder die Tüte Gummibärchen, den Frust des Tages abzubauen und diesem Verlangen endlich nachzugeben. War der Arbeitstag anstrengend oder frustrierend, will man sich wenigstens auf diese Weise etwas gönnen. Bei vielen Menschen ist die kleine kulinarische Selbstbelohnung gepaart mit einem Fernsehabend, sprich: mit geringem Bewegungsausmaß. Die Folge, wird diese Form des „Stressabbaus" übertrieben: Das Wohlbefinden lässt nach, die Gefahr des Übergewichts steigt, was wiederum auch Stress bedeutet. Im Klartext: Weil man gestresst ist, greift man (in erhöhtem Maße) zu Lebensmitteln, die letztendlich den Stress verstärken. Nicht zuletzt auch, weil die ganze Energie, die man sich zum Zwecke des „Kampfes" nun zugeführt hat, ein „Abarbeiten" verlangt. Was auf dem Sofa nur bedingt stattfindet.

Das gilt nicht nur für Süßigkeiten und Snacks. Viele Menschen greifen mehr und mehr zu sogenannten Convenience-Produkten. Convenience meint so viel wie Komfort, Bequemlichkeit. Es sind Fertiggerichte, die kaum noch Aufwand bei der Zubereitung erfordern: ein Nudelgericht, dem nur noch heißes Wasser zugegeben werden muss, ein Tiefkühlgericht, das direkt in der Mikrowelle erwärmt werden kann usw. Abgesehen davon, dass die Liste der Aroma- und Zusatzstoffe dieser Nahrungsmittel nicht enden will, haben viele von ihnen auch viele Kalorien – und sind gleichzeitig schnell verzehrt. Innerhalb von Minuten ist die Mahlzeit zubereitet und auch schon verputzt. Ähnliches gilt für Fast Food, wie der Name schon sagt. Und so ist das Burgermenü ein gutes Beispiel, um zu verdeutlichen, was wir meinen: Ein Burgermenü mit großem Burger, großer Pommes, großer Coca-Cola, Ketchup und Mayo hat knapp 1.300 kcal. Der Tagesbedarf eines Erwachsenen kann jedoch, bei geringem Bewegungsausmaß, bereits bei 1.600 kcal liegen. Dieses Burgermenü ist aber in 10 Minuten verzehrt. Ein Sättigungsgefühl stellt sich beim Verzehr nicht gleich ein, so schnell ist das Essen vorbei, erst recht nicht das Gefühl, nun für den Tag genug gegessen zu haben. Das Verhältnis von zugeführten Kalorien und Sättigungsgefühl stimmt nicht – und so ist das bei allen Lebensmitteln oder Gerichten, die auf die Schnelle viele Kalorien zuführen. Sind sie zusätzlich mit Geschmacksverstärkern versetzt, tritt sogar das Gegenteil ein, wie jeder von der Chipstüte kennt: Man kann gar nicht aufhören zu knabbern.

Ist der Mensch dann durch verschiedene Herausforderungen bereits gestresst und hat obendrein das Gefühl, aufgrund der Aufgabenvielfalt keine Zeit zum Essen zu haben, wird er verstärkt auf bequeme und schnelle Lebensmittel zurückgreifen. Was passiert, ist absehbar: Die Stressspirale verstärkt sich. Der Zeiger an der Waage steigt. Hinzu kommt: Gerade beim klassischen Fastfood und vielen Snacks werden dem Körper die falschen Fette und „leere“ Kalorien zugeführt. Ihm fehlen die Nährstoffe und die richtige, sich erst langsam freisetzende Energie, um dem Stress nachhaltig besser zu begegnen.

Mediterrane Kost

Italien, Spanien, die Türkei und Griechenland zählen zu den Mittelmeerländern. Deren mediterraner Kost wird eine hohe gesundheitsförderliche Bedeutung beigemessen. Ihre Nahrungsbestandteile gelten als besonders gesund. Einige Studien haben in der Vergangenheit bewiesen, dass diese Ernährungsform präventive Wirkungen u.a. auf das Herz-Kreislaufsystem und die Gefäße hat. Dabei beziehen sich die Untersuchungen auf die Ernährung, die bei der ländlichen Bevölkerung der Mittelmeerregion in den 60er-und 70er-Jahren des letzten Jahrhunderts üblich war. Diese kann schon von dem abweichen, was sie bei einem Restaurantbesuch bei Ihrem „Lieblings-Italiener oder -Griechen“ vorgesetzt bekommen und ist auch nicht identisch mit der Kost, die heute in diesen Ländern überwiegend verzehrt wird. Obwohl es in jedem der genannten Länder eigene Gewohnheiten und Spezialitäten gibt, kann man doch einige Gemeinsamkeiten der traditionellen Mittelmeerländer-Kost feststellen.

Folgende Kennzeichen hat die traditionelle mediterrane Kost:

- häufiger Verzehr von Obst und Gemüse (Tomaten, Artischocke, Broccoli, Oliven, Paprika), auch von Nüssen oder Hülsenfrüchten
- hochwertiges, kaltgepresstes Olivenöl als Hauptfettquelle
- Fisch und Meeresfrüchte als wichtiger Eiweißlieferant und als Quelle essenzieller Fette
- täglicher (gemäßigter) Verzehr von Käse und Milchprodukten
- ausgiebiger Verzehr von Kohlenhydraten in Form von (vollwertigem) Brot, Pasta, Reis oder Kartoffeln
- Verwendung frischer Kräuter wie Rosmarin, Thymian, Oregano, Basilikum
- Knoblauch als beliebtes Gewürz
- Glas Rotwein am Abend
- seltener Verzehr von Fleisch und Wurstwaren

Die mediterrane Kost (s. Abb. 6) besteht überwiegend aus frischen und pflanzlichen Lebensmitteln. Oftmals sind die eingesetzten Nahrungsmittel nur wenig verarbeitet.

Aufgrund des hohen Obst- und Gemüseanteils ist die mediterrane Kost reich an Vitaminen, Spurenelementen, Mineralstoffen sowie sekundären Pflanzenstoffen. Letztere haben zum Beispiel eine entzündungshemmende und antibakterielle Wirkung. Aber auch Hülsenfrüchte und vor allem Nüsse, Kerne und Samen sind häufig auf dem türkischen oder spanischen Teller zu finden. Nüsse haben einen hohen Anteil an gesunden Fetten, den mehrfach ungesättigten Fettsäuren. Weiterhin enthalten Nüsse viele B-Vitamine, beispielsweise Vitamin B1, das u.a. wichtig für den Kohlehydratstoffwechsel ist und weitere günstige Eigenschaften im Stress-Ernährungsgeschehen besitzt.

Butter wird in der Mittelmeerküche nur wenig eingesetzt. Hauptfettquelle ist Olivenöl, das sich auch zum gemäßigten Braten eignet (bis 180°C). Das Wertvolle des Olivenöls sind seine einfach und, zu einem geringeren Anteil, mehrfach ungesättigten Fette. Auch Leinöl, Hanf-, Nuss- und Rapsöl sind gesunde Fette, die reich an mehrfach ungesättigten Fettsäuren sind, zu denen z.B. auch Omega-3-Fettsäuren gehören. Genau diese Fette liefert auch Seefisch wie Makrele, Hering, Lachs oder Sardinen. Die Omega-3-Fettsäuren erfüllen lebenswichtige Funktionen. Herz-Kreislauf-Erkrankungen wird vorgebeugt, das herzinfarktfördernde LDL-Cholesterin verringert und das Wachstum von Krebszellen gehemmt. Auch sind positive Auswirkungen auf entzündliche Prozesse bekannt. Neben den Omega-3-Fettsäuren kennt man noch weitere Omega-Fette. Nach dem heutigen Stand des Wissens scheinen aber insbesondere die Omega-3-Fettsäuren und die einfach ungesättigten Fettsäuren des Olivenöls besonders gut für die Gesundheit zu sein. Der geringe bzw. mäßige Verzehr von Fleisch sowie Wurstwaren in der mediterranen Küche führt zu einer geringeren Aufnahme tierischer, gesättigter und damit eher ungesunder Fette. Besonders das sogenannte „rote Fleisch“ (damit ist das Fleisch von

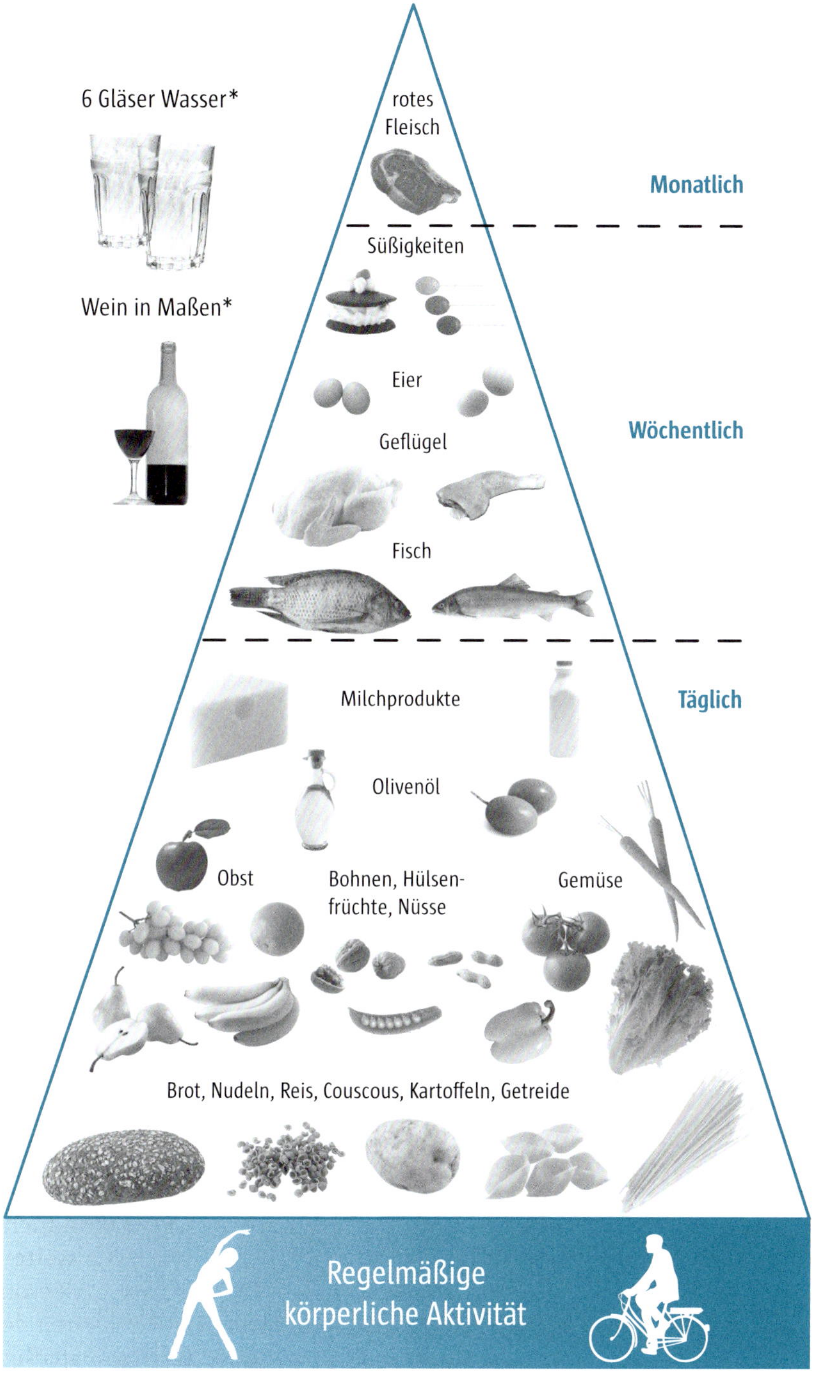

Abb. 6 Ernährungspyramide der traditionellen Mittelmeerkost; * = täglich (nach WHO, WHO/FAO Collaborating Center for Nutrition at Harvard School of Public Health and Oldways Preservation & Exchange Trust, 2009, Copyright Institut für Mind-Body-Medizin, Potsdam)

Schwein, Rind, Schaf, Wild gemeint – im Unterschied zum „weißen Fleisch" von Huhn, Pute) sollte nur selten auf dem Speiseplan stehen, da es u.a. negative Auswirkungen auf die Entstehung von Herz-Kreislauf-Erkrankungen haben kann. Es kann Entzündungsprozesse im Körper tendenziell anstoßen und, insbesondere, wenn es weiterverarbeitetet wird und z.B. als Wurstware etc. (*Processed Meat*) auf den Tisch kommt, sogar Depressionen begünstigen. Essen und Stimmungen hängen eben – mit dem Magen, durch den bekanntlich alles „durch geht" – eng zusammen. Fraglos ist alles aber auch eine Frage der Menge, nicht *nur* der Kategorie oder vermeintlichen Qualität.

Frische Küchenkräuter können in der Mittelmeerküche ihre antioxidative Wirkung entfalten (s. Tab. 5). Antioxidantien sind sogenannte Radikalfänger. Sie fangen den oxidativen Stress – d.h. den Stress auf der Ebene der Zellen, Moleküle und der kleinsten Strukturen in unserem Körper – ab, der mitverantwort-

Tab. 5 Antioxidantiengehalt in kommerziellen Kräutern (nach Benzie IFF, Strain JJ (1996) The ferric reduction ability of plasma as a measure of „antioxidative" power. Ann Biochem 17: 300)

Gewürz	Antioxidantiengehalt (in mmol pro 100g)
Gewürznelken	465,3
Piment	101,5
Zimt	98,4
Rosmarin	66,9
Thymian	63,7
Majoran	53,9
Safran	47,8
Oregano	45,0
Estragon	43,3
Basilikum	30,9
Ingwer	22,5
Dill	15,9
Curry	13,0
Senf	10,4
Curcuma	10,3
Vanille	10,1
Wacholder	9,3
Schwarzer Pfeffer	8,7
Chili	8,5
Roter Pfeffer	6,1
Piri Piri	6,0
Cayenne	5,9
Koriander	2,1
Kardamon	0,5

lich für eine Reihe von Krankheiten ist. Weiterhin schwören die Südländer auf Knoblauch als Gewürz. Er wirkt blutdruckregulierend und antibakteriell. Auch das Trinken eines Glases Wein am Abend kann erlaubt, ja im Einzelfall sogar gesund sein.

Neben all den Zutaten spielt jedoch auch die dort herrschende *Kultur* des Essens eine große Rolle. Man nimmt sich Zeit zum Kochen und Genießen. Essen hat in den Mittelmeerländern eine enorm hohe soziale Komponente: Man sitzt zusammen, redet, lacht, zelebriert das Essen, erlebt es mit allen Sinnen – was, wie Sie inzwischen wissen, die Ausschüttung der Glückshormone fördert und damit stressreduzierend wirkt. Das „Wie" ist manchmal vielleicht sogar wichtiger als das „Was".

In anderen Worten: Wenn wir nach einem anstrengenden Tag nach Hause kommen, ein Fertigmenü in die Mikrowelle schieben und es dann mit einem Bier vor dem Fernseher oder auf dem Sprung vor dem nächsten Termin essen, möglicherweise gar allein, verstärkt dies den Stress aus drei Gründen:

1. Erstens enthalten viele Fertiggerichte ungesunde Zutaten, die im Übermaß genossen die Gesundheit belasten und die Depots von antistresswirksamen und nervenstärkenden Nährstoffen im Körper leeren. Manche Bestandteile – und nicht zuletzt die darin enthaltene Energie – können ihrerseits stressverstärkend wirken.
2. Zweitens enthalten viele Fertiggerichte Zusatzstoffe, die das Nervensystem in einem Maße bombardieren und stimulieren, welches heute nur zum Teil erforscht ist. Tatsache ist jedoch, dass zahlreiche Erkrankungen des Nervensystems oder der „Psyche", von Hyperaktivität über Suchtverhalten bis hin zu Depressionen, mit genau diesen Zusatzstoffen in Verbindung gebracht werden.
3. Drittens schließlich tritt bei auf die Schnelle konsumierten Fertiggerichten (und damit sind jetzt auch die eher gesunden gemeint) das Gefühl, rundum satt zu sein und gut gespeist zu haben, nicht ein. Es ist paradox: Man greift, gerade wegen des Stresses und Zeitdrucks, zu dieser Art von Ernährung – und verstärkt den Stress dadurch, ohne es zu wissen.

Wenn wir auf der anderen Seiten nach besagtem Tag zu Lebensmitteln aus der mediterranen Küche greifen, uns einen leckeren Teller zusammenstellen, etwas Käse, Olivenöl, Oliven, Tomaten, Brot essen oder sogar noch mal den Kochlöffel schwingen, dann können wir den Stress reduzieren, ebenfalls wieder auf mehreren Ebenen: Die in der mediterranen Kost enthaltenen Nährstoffe stärken die Gesundheit und das Nervensystem, allein dadurch wird man stressfester. Wird das Ganze dann noch in Ruhe genossen, am besten in Gesellschaft, wird dem Essen Raum gegeben und zelebriert, dann entsteht genau das sinnliche Erlebnis, das wir brauchen, um das Glücksgefühl in uns wachzukitzeln, um Stress auszugleichen und abzubauen. Schließlich kreisen wir über diesen Mechanismus unseren Stress weiter ein: So wie das regelmäßige Durchführen von Entspannungsverfahren die Empfindlichkeit gegenüber den Stresshormonen reduziert (und evtl. auch deren Produktion) und, auf der anderen Seite, über eine regelmäßige Bewegungspraxis Stress und Energie direkt „abgearbeitet" werden können, so scheint die hier beschriebene Ernährung und der Genuss dabei nicht nur die Bildung von Stresshormonen (und das Stressniveau insgesamt) günstig zu beeinflussen, sondern besonders hilfreich zu sein gegen schädliche Stressauswirkungen, d.h. geeignete Schutzmechanismen anzustoßen – auf geistiger und auf körperlicher Ebene. *Genuss statt Frust!*

Der ausgewogene Teller

Eine einfache und alltagstaugliche Methode, das richtige Mengenverhältnis der einzelnen Nahrungsmittelgruppen zu finden und eine ausgewogene Ernährung ohne Kalorienzählen oder Abwiegen umzusetzen, ist die Methode des „ausgewogenen Tellers" (s. Abb. 7). Stellen Sie sich dazu Ihren Teller vor und verteilen Sie auf ihm die verschiedenen Nahrungsbestandteile. Eine Hälfte des Tellers wird mit Gemüse und/oder Obst gefüllt, ein Viertel mit (möglichst vollwertigen, d.h. nicht nur aus reinem Zucker und schnell „anflutender" Energie bestehenden) Kohlenhydraten (Getreideprodukten, Reis, Nudeln, Hirse, Kartoffeln) und das letzte Viertel mit eiweißhaltigen Produkten und Fetten (Fisch, Fleisch, Ei, Sojaprodukte). Mit dieser Technik kann man auch in der Kantine, beim Buffet oder einer Einladung zum Essen selbst leicht prüfen, ob die Mahlzeit ausgewogen zusammengestellt ist.

Besonders bei der Ernährung gilt: Qualität vor Quantität, d.h. nehmen Sie lieber hochwertige und geeignete Speisen. Das „gute" Stück Fleisch ist dann wahrscheinlich preisintensiver, aber ein kleineres Stück reicht aus – und der Fleischkonsum wird ja ohnehin im Kontext eines stressbewussten Ernährungsverhaltens eher zurückgeschraubt. Die gute Nachricht ist: Sie schmecken häufig den Unterschied.

Saisonalität und Regionalität von Lebensmitteln

Erdbeeren im Dezember, Möhren im März. Gerade Obst und Gemüse stehen uns häufig in den Supermarktregalen ganzjährig zur Verfügung. Allerdings lässt man gerade hier die Natur außer Acht. Und nimmt oft weite Transportwege in Kauf, die zusätzlich unser Klima belasten. Unabhängig von dem Beitrag zum Klimaschutz, den sie durch die Wahl regionaler bzw. heimischer Obst- und Gemüsesorten leisten – und die gibt es nun mal nicht das ganze Jahr – kommt das saisonale und regionale Prinzip auch Ihrer Gesundheit zugute. Lebensmittel, die regional produziert und konsumiert werden, sind oft frischer und somit auch nährstoff- und vitaminreicher. Da lange Transportwege wegfallen, ist die Wahrscheinlichkeit größer, dass sie dann geerntet

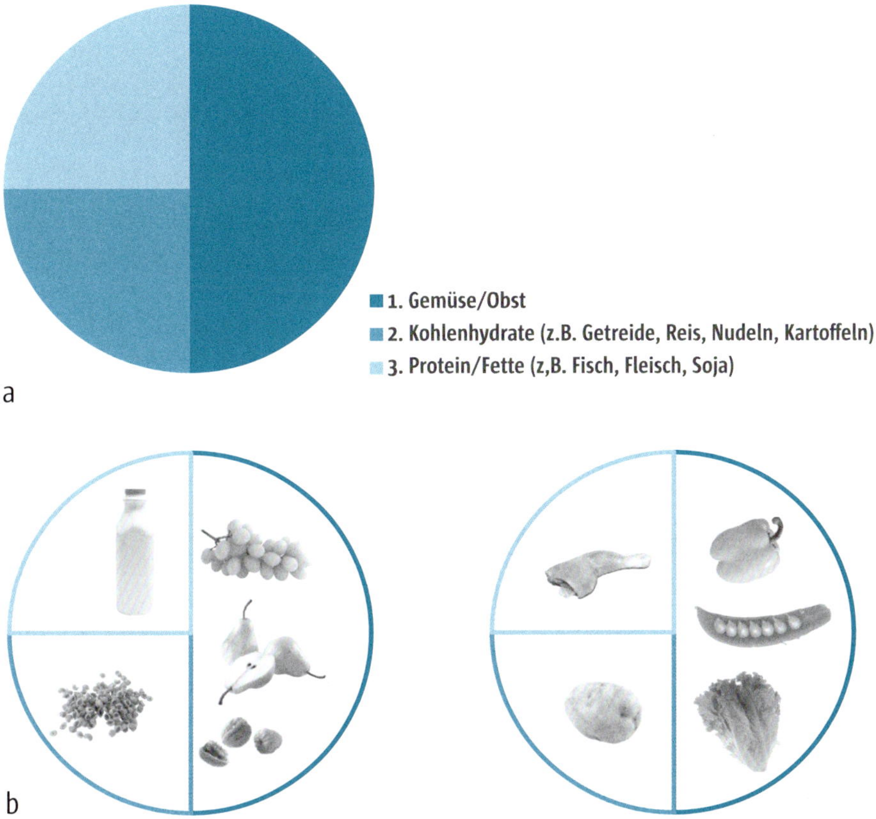

Abb. 7 a, b Der ausgewogene Teller allgemein, zum Frühstück (Ernährungsbeispiel: Milch mit Müsli und Obst wie Weintrauben, Birnen sowie Walnüssen) und Mittagessen (Ernährungsbeispiel: Hühnchen mit Kartoffeln und Gemüse wie Paprika, Zuckererbsen und einem Salat)

werden, wenn sie auch reif und „dran" sind. Auch gibt es Hinweise darauf, dass unser Organismus bereits so „voreingestellt" ist, dass er mit den jeweils aktuellen jahreszeitlichen Produkten besonders gut umgehen kann. Vielleicht macht es Ihnen ja auch einmal Spaß, die Erdbeeren oder Äpfel selbst zu pflücken? Saisonkalender können als Erinnerungshilfe dienen, welches Obst bzw. Gemüse im Jahresverlauf jeweils Saison hat.

Achtsamkeit und Genuss beim Essen

Die Nahrungsaufnahme ist eine gute Gelegenheit, Achtsamkeit im Alltag zu praktizieren. Denn gerade beim Essen lässt sich das Wahrnehmen mit allen Sinnen besonders gut – und aufmerksam – umsetzen. Und auch auf die Frage, was ein Essen zu einem *guten* Essen macht, kann Achtsamkeit eine Antwort sein. Denn es geht ja nicht nur um die Vitamine und Nährstoffe, die optimale Kombination der Speisen, die Qualität der Zutaten, sondern auch um den schön gedeckten Tisch – auch für sich allein –, das Gefühl, Zeit zum Essen und Genießen zu haben, das Essen in Gemeinschaft. Dabei muss es nicht das opulente 5-Gänge-Menü sein. Auch eine „einfache" Mahlzeit kann mit allen Sinnen und voller Aufmerksamkeit wahrgenommen werden.

Doch gerade der Genuss kommt oftmals zu kurz. Essen wird häufig zur Nebenbeschäftigung. Zeitung lesen am Frühstückstisch oder das Abendbrot beim Fernsehen ist keine Seltenheit mehr. Und da sind wir wieder bei den liebgewonnenen Gewohnheiten und Unachtsamkeiten, die es zu durchforsten gilt. Geht es beim Essen um Effizienz und Multitasking oder kann die Zubereitung und Einnahme der Mahlzeit eine willkommene Pause sein, die unseren Alltag strukturiert und die wir ganz bewusst – achtsam – gestalten und genießen?

In diesem Sinne kann das bewusste Essen auch Teil einer aktiven Selbstfürsorge sein. Indem Sie sich selber mit gesunden und guten Nährstoffen versorgen, Freude beim Zubereiten, Kochen und Genießen haben, tun Sie sich etwas Gutes. Fragen wie: „Worauf habe ich wirklich Lust?", „Was tut mir heute gut?" oder „Was brauche ich?" können dabei helfen, aufmerksamer zu werden und gezielter etwas für sich selbst zu tun.

Nahrungsmittel als Stresskiller

- Wasser (ca. 30 ml/kg Körpergewicht pro Tag)
  „Baden" Sie Ihr Gehirn in Wasser. Dies ist einer der wirksamsten Stresskiller, die uns unsere Ernährung bietet. Dabei sollten Sie ca. 2/3 der Trinkmenge am Vormittag zu sich nehmen.
- Die Farbe macht's
  Wählen Sie vor allem buntes Obst und Gemüse. Zum Beispiel blaue Früchte wie Blaubeeren, schwarze Johannisbeeren, dunkle Trauben oder rotes Gemüse wie Tomaten, Paprika oder Mohrrüben. Sie sind reich an Antioxidantien und Vitaminen. Aber auch Äpfel, Bananen und Trockenfrüchte enthalten wichtige Vitamine und Botenstoffe gegen Stress. Drei Mal täglich eine Portion Gemüse und zwei Mal täglich eine Portion Obst sind ideal. Eine Portion entspricht dabei ungefähr der Größe des Handtellers.
- Vollwertprodukte
  Bevorzugen Sie vollwertige Getreideprodukte. Sie enthalten die wertvollen B-Vitamine der Keimschicht des Korns. Diese sind für die Energiegewinnung aus der Nahrung durch Abbau und Umwandlung der Nahrungsbestandteile wichtig und für einige Nerven- und Hirnfunktionen verantwortlich. Sie wirken gegen das Auftreten von Müdigkeit, Reizbarkeit und Gedächtnisschwäche.
- Essen Sie „gute" ungesättigte Fette als Nervennahrung vor allem durch
  - Fisch (Hering, Lachs, Thunfisch, Makrele)
  - Öle (Olivenöl, Rapsöl, Weizenkeimöl, Leinöl ...) und
  - Nüsse (Walnüsse, Mandeln, Kürbiskerne ...)

Hintergrundinformationen: Fett in Milch und Milchprodukten

Milch gilt gemeinhin nicht als dickmachendes Nahrungsmittel, da es prozentual nicht viel Fett enthält. Man muss jedoch bedenken, dass es sich um eine Flüssigkeit handelt. Einen Liter Vollmilch hat man schnell getrunken und damit immerhin 37 Gramm Fett zu sich genommen. Das wird sie vielleicht an dieser Stelle erstaunen. Die Angabe 3,7% Fett (37 Gramm Fett auf 1 l = 1.000 Gramm Milch) findet sich auf der Packung. Magermilch oder Buttermilch sind da eine gute Alternative. Und das eingenommene Fett aus der Milch gehört in die Kategorie der tierischen Fette, die einen hohen Anteil gesättigter Fettsäuren enthalten. Wie schon gehört, sind jene Fette in ihrer mengenmäßigen Zufuhr eher zu begrenzen, wenn man sich gesund und ausgewogen und dazu „stressreduzierend" ernähren will.

Rahm ist als Geschmacksträger bei der Verwendung für Saucen und Nachspeisen besonders beliebt. Mit der Verwendung von Halbrahm statt Vollrahm sind kaum geschmackliche Einbußen zu verzeichnen. Oder versuchen Sie einmal Rahm ganz oder teilweise durch Quark zu ersetzen.

Bei kaum einer anderen Lebensmittelgruppe sind im Hinblick auf den Fettgehalt die Diskrepanzen so groß wie beim Käse. Bei einigen Sorten (Weichkäse) könnte man einen hohen Fettgehalt noch vermuten, bei anderen (Feta oder Mozarella) ist man eher überrascht.

Tatsache ist, dass man bei vielen schmackhaften Käsesorten kaum auf fettarme Alternativen ausweichen kann. Es wäre auch schade auf solche Köstlichkeiten zu verzichten. Reduzieren Sie ganz einfach die Portion. Eine reduzierte Menge bedeutet nicht gleichzeitig reduzierten Genuss. Man muss nur bewusst genießen!

Achten Sie beim Verzehr von Milch und Milchprodukten auf den Fettgehalt und bevorzugen Sie fettarme Milch sowie Milchprodukte mit 1,5% Fett. Kinder und ältere Menschen dagegen sollten Vollmilch trinken und Vollmilchprodukte verzehren, da sie tendenziell – relativ gesehen – mehr Fett benötigen.

Sahnige Milchprodukte, Crème fraiche, Crème double und Schlagsahne haben einen sehr hohen Fettanteil. Diese Produkte sollten Sie eher sparsam einsetzen. Auch bei Fleisch und Wurstwaren lohnt sich der Blick auf den Fettgehalt und der Griff zu fettarmen Produkten.

Hintergrundinformationen: Vollwertprodukte

Vollwert bedeutet, dass alle Bestandteile des Korns im Getreideprodukt enthalten sein müssen. Durch Vollwertkost nehmen wir wichtige Vitamine, Mineralstoffe und vor allem Ballaststoffe auf, die für die Verdauung wichtig sind. Die dunkle Farbe allein macht noch kein Vollwertbrot aus, denn manche Brote erhalten die Farbe nur durch die Zugabe eines Farbstoffes. Fragen Sie beim

Einkauf gezielt nach. Im Alltag wird Vollwert häufig mit Vollkorn gleichgesetzt; es ist aber nicht dasselbe. Vollkorn bedeutet lediglich, dass zu einem bestimmten Anteil ganze Körner im Brot enthalten sein müssen.

Übung 4.1: Achtsamkeitsübung

Achtsamkeit und Ernährung hängen unmittelbar miteinander zusammen. Studentenfutter ist in seiner Kombination aus Nüssen und Rosinen wahres Nervenfutter. Und deshalb ist das Studentenfutter gut geeignet für eine Achtsamkeitsübung. Wir möchten Sie also bitten, sich Studentenfutter zu besorgen.

Nehmen Sie sich eine Nuss oder eine Rosine o.ä. für die Achtsamkeitsübung.

- Legen Sie die Nuss oder die Rosine nun zuerst in Ihre Hand und schauen sie sich an: Wie sieht sie aus? Wie ist ihre Oberfläche beschaffen? Glänzt sie oder ist sie eher matt? Welche Farben sehen Sie? Wie ist Ihre Größe? Beantworten Sie die Fragen für sich selbst.
- Widmen Sie sich nun einmal ausschließlich dem, was sie fühlen können. Wie fühlt sich die Nuss oder Rosine an in ihrem Handteller, zwischen ihren Fingern, beim Drücken, Abtasten? Ist sie rau oder glatt? Hart oder weich? Was können Sie sonst noch wahrnehmen?
- Nehmen Sie dann den Geruch der Nuss oder der Rosine wahr. Was können Sie feststellen? Welche Gerüche steigen in Ihre Nase?
- Sie können Ihre Nuss oder Ihre Rosine auch einmal vor das Ohr halten. Hören Sie etwas, wenn Sie sie in Ihren Fingern hin und her bewegen?
- Führen Sie nun die Nuss oder Rosine an Ihren Lippen entlang. Was können Sie „ertasten"? Fühlt sich diese Berührung anders an als der Kontakt mit den Fingern? Bemerken Sie schon, wie sich Speichel in ihrem Mund bildet?
- Nun können Sie die Nuss oder Rosine in Ihren Mund nehmen. Doch bevor Sie sie herunterschlucken, nehmen Sie sich etwas Zeit, um sie mit der Zunge leicht hin und her zu bewegen, sie einmal ganz bewusst in Ihrem Mund wahrzunehmen, so als hätten Sie in ihrem ganzen Leben noch nie eine Nuss oder Rosine gegessen. Was fällt Ihnen auf? Können Sie schon etwas schmecken? Was ist mit ihrem Speichel? Wenn Sie mögen, tasten Sie mit Ihrem Gaumen, beginnen, leicht an ihr zu lutschen und beißen dann ganz langsam darauf. Was können Sie nun schmecken? Wo in Ihrem Mund ist es besonders wahrzunehmen? Sie können dann Ihr Kauen verstärken und, wenn Sie soweit sind, die Nuss oder die Rosine herunterschlucken.

Spüren Sie nach.

Gab es überraschende, neue oder unerwartete Dinge für Sie wahrzunehmen?

Übung 4.2: 20 Sachen

In diesen und in den vergangenen Modulen haben Sie gelernt, Acht zu geben: auf Ernährung, Genuss oder auch Bewegung. Vielleicht hat Ihnen das eine oder andere davon Freude gemacht, sodass Sie zukünftig gerne wieder darauf zurückgreifen werden. Vielleicht haben Sie es aufgenommen in Ihr Repertoire der Dinge, die Ihnen gut tun. Wenn man auf sich und sein Leben Acht geben will, kann es sehr hilfreich sein, sich einmal ganz bewusst vor Augen zu führen, was man gerne hat oder bevorzugt tut. So lässt sich eine ganz persönliche Liste oder „Schatztruhe" zusammentragen, die man bei Bedarf herauskramen kann. Dazu möchten wir Sie in dieser Übung einladen. Schreiben Sie daher nun an dieser Stelle 20 Dinge fortlaufend auf, die Sie gerne machen und/oder auch demnächst gerne machen möchten. Doch kein falscher Ehrgeiz! Es kommt nicht darauf an, dass Ihre Liste „vollständig" ist. Nehmen Sie sich fünf Minuten für die Übung Zeit.

Take home messages

Es gibt eine große Anzahl verschiedener Ernährungsformen. Wichtig ist eine langfristig gesunde Ernährungsweise. Die mediterrane Kost wird durch ihre vielfältigen, sich positiv auf die Gesundheit auswirkenden Komponenten empfohlen. Olivenöl, viel Obst und Gemüse gepaart mit Knoblauch und frischen Kräutern, mehr Fisch, insgesamt aber we-

nig tierische Produkte wie Fleisch oder Wurst, zeichnen die mediterrane Kost aus. Essen hat hier eine hohe Bedeutung. Achtsamkeit und Genuss sind wichtige Prinzipien für ein gesundes und gutes Essen.

Hausaufgabe 4.1: Entspannungsantwort (täglich)

Die Entspannung zieht sich wie ein roter Faden durch den Kurs. Auch heute möchten wir Sie ermutigen, weiterhin zu meditieren. Vielleicht spüren Sie momentan noch keine Effekte oder Sie fragen sich, warum Sie weiterhin meditieren sollen. Nur Geduld! Bauen Sie die Meditation weiterhin als Ritual in Ihren Tag ein. Vielleicht wissen Sie nun bereits, wann Sie während Ihres Tages am besten meditieren? Behalten Sie im Fokus, dass die Entspannungsantwort erst trainiert werden muss, bevor Sie Ihre Effekte vollständig entfalten kann. Sie befinden sich mitten in dieser Trainingsphase. Nehmen Sie diese auch als solche an.

Bitte schreiben Sie auch hier Ihre Erfahrungen mit der Entspannung nieder.

Tag 1: ______________________________

Tag 2: ______________________________

Tag 3: ______________________________

Tag 4: ______________________________

Tag 5: ______________________________

Tag 6: ______________________________

Tag 7: ______________________________

Hausaufgabe 4.2: Achtsames Mahl

Achtsamkeit und Ernährung verbinden sich in dieser Aufgabe: Zelebrieren Sie in der kommenden Woche ein achtsames Mahl. Ganz egal, ob ein Frühstück, Mittag oder Abendessen. Nehmen Sie sich für ein Essen ganz bewusst Zeit. Legen Sie Ihr Besteck des Öfteren einmal ab und genießen Sie jeden Bissen achtsam. Gestalten Sie davor ganz bewusst den Prozess der Zubereitung, nehmen Sie sich Zeit dafür, genießen Sie die einzelnen Arbeitsschritte. Dabei können Sie das Mahl gern allein, aber auch mit einem Familienmitglied oder einem Freund, einer Freundin ausprobieren. Übrigens: Achtsam sein heißt nicht, nicht zu sprechen. Man kann gut im Kontakt mit dem Essen und mit dem Gegenüber sein, aber eben nicht unmittelbar gleichzeitig. Deswegen kann ein achtsames Mahl, zumal gemeinsam eingenommen, auch länger dauern. Sollten Sie diese Zeit nicht haben oder einplanen können (oder auch keine Möglichkeiten zum selber Zubereiten haben), dann reicht es für den Anfang, wenn Sie sich vornehmen, „einen Löffel“ (oder eine Gabel), d.h. einen bestimmten nächsten Happen auszuwählen, dem Sie dann aber Ihre ganze Aufmerksamkeit widmen: vom Berühren des Essens (z.B. mit dem Besteck), über das „Zu-sich-Nehmen“, bis hin zum Abschluss des Kau- und Schluckvorgangs. Das geht sogar in der Betriebskantine und unter Kollegen, die evtl. daneben sitzen. Dabei müssen sie das noch nicht einmal merken oder „eingeweiht“ sein.
Guten Appetit!

Hausaufgabe 4.3 und 4.4: Minis (mehrfach) sowie „Neues und Gutes“

Zwei „alte Bekannte“ begleiten Sie auch in den nächsten Tagen: Üben Sie mehr bzw. weiterhin und an geeigneter Stelle die Minis und schauen Sie, was die nächsten Tage an „Neuem und Gutem“ für Sie bereithalten. Freuen Sie sich darauf!

Modul 5
Soziales Netz: Freude, Stressabbau und Unterstützung durch das Umfeld

Nun steigen wir in das fünfte Modul ein und unterstreichen das multimodale Verständnis des Stressmanagements. Viele Schrauben können gedreht werden, um unser Stresserleben und den Umgang mit ihm zu beeinflussen. Naheliegend ist sicherlich Entspannung. Vielleicht haben auch Sie schon ein „Entspann dich!“ von Freunden gehört, als diese bemerkt haben, dass Sie im Stress sind. Doch leichter gesagt als getan. Daher greifen wir auch in diesem Modul wieder die Entspannungsantwort als das aktive Auslösen der Entspannungsreaktion auf, also einer wirklichen Entspannung auf körperlicher und mentaler Ebene: Schließlich macht Übung den Meister! Wer in guten Zeiten lernt, Mechanismen einzuüben und zu trainieren, kann sie dann in stressigen Zeiten viel leichter anwenden.

Inzwischen kennen Sie auch den Einfluss von Bewegung und Ernährung als wichtige Ressourcen unseres Lebens und ihren Bezug zur Stressbewältigung, ebenso Achtsamkeit und Genuss. Sicherlich erinnern Sie sich an Ihre achtsame Mahlzeit, die wir Ihnen im letzten Modul nahe gelegt haben. Achtsamkeit und „Sinnlichkeit“ ist nur im gegenwärtigen Augenblick möglich und Voraussetzung für Genuss. Vielleicht hat sich genau dies bei ihrem achtsam eingenommenen Gericht – oder auch nur Ihrem „Happen“ – gezeigt.

In diesem Kapitel komplettieren wir das *BERN-Modell* mit seiner vierten Säule: **„B“** wie „**B**ehavior“, was für *„Verhalten“* steht. Diese Säule ist von besonderer Wichtigkeit, sodass sie auch im kommenden Kapitel fortgesetzt wird.

Wir Menschen sind soziale Wesen und unser Verhalten prägt uns ungemein. Wie uns das soziale Netz unterstützen und wie es sich positiv auf Stress auswirken kann, erfahren Sie in diesem Kapitel. Zu Beginn gehen wir aber auf das Flow-Prinzip ein. Auch wenn Ihnen der Begriff momentan vielleicht noch nicht geläufig ist, haben Sie, ohne den Fachterminus dafür zu kennen, sicherlich schon einmal einen Flow-Zustand erlebt.

> Die Studentin Laura R. antwortet Folgendes auf die Frage, wie sie ihr achtsames Mahl erlebt hat: „Als ich mein achtsames Mahl zu mir genommen habe, habe ich gemerkt, wie gut es mir doch tatsächlich geschmeckt hat. Ich habe viel langsamer als sonst gegessen und war erstaunt, dass ich von einer kleineren Portion als üblich satt geworden bin. Es ist ganz erstaunlich, ich habe den Geschmack der Zutaten viel besser und intensiver wahrgenommen. Ich war ganz bei mir, sodass ich gar nicht gemerkt habe, wie die Zeit vergeht. Es fühlte sich an wie ein lang ausgedehnter Moment. Ich habe es dann am nächsten Tag gleich nochmal gemacht, mit achtsamem Einkauf und bewusster Zubereitung. Dabei habe ich überhaupt nicht gemerkt, wie die Zeit vergeht oder ob ich dann schnell oder langsam gegessen habe. Ich war so versunken, ganz im Moment und mit mir selbst, es war wie ein fließender Zustand, ganz leicht und unbeschwert. Selbst der Abwasch hinterher ging ganz leicht von der Hand. Wie in einem einzigen Fluss."

Das Flow-Prinzip

Sie malen an einem Bild oder tanzen auf einer Veranstaltung zu toller Musik. Plötzlich stellen Sie fest: „Was, schon so spät?" Wer kennt es nicht, dieses völlige Aufgehen in einer Sache. Man vergisst sich selbst und die Zeit, widmet sich mit Hingabe nur einer Tätigkeit – genau der, die man gerade ausübt. Immer geht es hier, anders als bei der formalen Achtsamkeitsübung, auch um eine Aktivität, ob geistig oder körperlich. Dieses Gefühl der völligen Vertiefung nennt der Psychologe und Entdecker des Prinzips, *Mihaly Csikszentmihalyi*, den „Flow-Zustand". Das Erleben des Flows ist sehr individuell. Der eine erlebt seinen Flow beim Spielen eines Musikinstruments, ein anderer beim gleichmäßigen Drehen der Runden im Schwimmbad. Es kommt also nicht darauf an, *was* Sie tun, sondern *wie* Sie es tun. Flow kann nur erlebt werden, wenn eine Person ihre ganze Aufmerksamkeit auf eine Aufgabe legt und diese mit voller Konzentration erledigt. Das Tun an sich sollte dabei nicht unter-, aber auch nicht überfordern.

Viele Menschen erleben Flow beim gestalterischen Wirken. Sie gehen voll und ganz in ihrer Beschäftigung auf und bringen sich selbst zum Ausdruck. Flow ist immer ein angenehmer Zustand, bei dem alles „wie von allein" läuft. Die Tätigkeit geht leicht von der Hand und ist „im Fluss." Auch in Kombination mit Bewegung kann Flow leichter erreicht werden. So ist der Flow-Zustand in Gruppen oder Mannschaften, also z.B. im Teamsport, oft anzutreffen. Fußballer blenden alles um sich herum aus und konzentrieren sich nur auf den Ball und das Spiel. Auch beim Flow ist – wie bei der Achtsamkeit – das „Im-gegenwärtigen-Moment-Sein“ von Bedeutung, man lebt im Augenblick und geht darin auf. Interessant ist auch, dass der Mensch im Flow optimal funktioniert, unser Körper und Geist sind in Harmonie. Dies entspricht in etwa der optimalen Beziehung von Anforderung und Leistung, wie sie im Yerkes-Dodson-Gesetz in Modul 1 beschrieben wurde. Auch erleben sich Menschen dann mitunter als „authentisch“ oder gar „glücklich“, das „Innen“ und das „Außen“ werden nicht getrennt voneinander oder im Widerspruch zueinander wahrgenommen. Dadurch wirkt sich das Flow-Prinzip auch stressreduzierend bei uns aus. Sport oder kreatives Tun sind so auch unter diesem Gesichtspunkt wichtige Tätigkeiten zur Minimierung des Stresspegels.

Soziales Netz und soziales Umfeld

Familie, Freunde und Bekannte: Sie alle bilden unser soziales Netz und tragen entscheidend zu unserer Persönlichkeitsbildung und unserer „Einbettung“ bei. Von Geburt an lernen wir von den Menschen um uns herum – dieser Prozess setzt sich bis ins hohe Alter fort. Natürlich lernt ein Erwachsener im Normalfall nicht mehr, wie man einen Löffel hält oder Schuhe bindet, aber er kann durch seine Mitmenschen wertvolles Erfahrungswissen erhalten oder neue Sichtweisen einnehmen, die er vielleicht vorher nicht hatte. Fakt ist, das bestätigt auch die Forschung, dass unser soziales Netz enorm stressreduzierend wirken kann. Das ist jedoch kein Selbstläufer. Zu wissen, dass man sich auf die uns vertrauten Menschen verlassen kann, sie uns Unterstützung und Schutz bieten, ist für uns wichtig, damit wir uns sicher fühlen. Aber daran müssen wir mitunter arbeiten.

Sie alle kennen den Ausspruch *„Geteiltes Leid ist halbes Leid“*. Das Gefühl, dass sich jemand meiner Person und meiner Probleme annimmt, ist häufig sehr entlastend und mehr als hilfreich. Oftmals fällt uns schon ein Stein von Herzen, wenn Schwierigkeiten oder Herausforderungen einfach mal mit einem lieben Menschen besprochen werden können. *Das Teilen von Lasten*, egal welcher Natur sie sind, wirkt sich positiv auf unser Stresserleben aus. Wenn wir, bildlich gesprochen, um Hilfe schreien oder in schwierigen Situationen Tränen fließen lassen (auch ein Mittel zur Kontaktaufnahme sowie ein Signal an die Umwelt, dass Hilfe benötigt wird) und uns ein anderer dabei tröstet, ist dies wie Balsam auf unserer Seele. Zuwendung ist für den Menschen eine Geste des Schutzes. *Geben und Nehmen* prägt dabei die menschliche Beziehung. Ich kann getröstet werden und in einer anderen Situation aber auch selbst trösten. Die Bedürfnisse, aber auch die Sprache jedes Einzelnen, ist dabei allerdings sehr unterschiedlich. Während manche ihr Herz ganz offen ausschütten, freuen sich andere mehr über eine kleine, unaufdringliche Geste des Mitgefühls, wollen aber nicht reden oder in den Arm genommen werden. Anders herum zeigen Menschen ihre Anteilnahme auch auf sehr unterschiedliche Weise, der eine ganz direkt, der andere eher verhalten. Es ist schön, diese unterschiedlichen „Sprachen" zu erkennen und zu wertschätzen.

Kommen wir an dieser Stelle auch noch einmal auf das Bild des Löwen und der Antilope zurück. Sie erinnern sich, in Modul 1 sprachen wir bereits darüber. Tritt ein Löwe einer Antilope gegenüber, fühlt sie sich schwach, ausgeliefert und schutzlos. Sind jedoch weitere Antilopen vor Ort, wirkt sich dies stressmindernd aus, u.a. da nun Unterstützung bei der Bewältigung einer Situation vorhanden ist, denn zusammen ist man stärker. Auch steht der Einzelne nicht mehr so isoliert da, seine Chancen zum Entkommen sind dadurch besser. Das gemeinsame *„An-einem-Strang-ziehen"* verschafft Kraft und Halt. So kann man im Team besser die Köpfe zusammenstecken, um ein Problem zu lösen oder um neue Ideen zu generieren – wenn die gemeinsame Richtung stimmt.

Praktisch zeigt sich der Erfolg von Zusammenarbeit und sozialer Unterstützung beim Tauziehen. Muskelkraft wird vereint, Kompetenzen werden vernetzt. Das Team gewinnt an Stärke. Mehr „Intelligenz" (hier im Sinne vielleicht einer Team-Strategie) ist vorhanden, die Abwehrmöglichkeiten sind gemeinsam größer.

Ein schönes Bild dieses Zusammenhaltens stellt auch der asiatische Vergleich mit den gebündelten Bambusstäben dar. Jeder dünne Bambusstab allein ist wenig stabil und kann leicht brechen. Bündelt man sie und bindet sie zusammen, sind sie stark und können schwere Lasten tragen. Gebrochen werden können sie nun nicht mehr.

Dieser Punkt, dass man gemeinsam stärker ist als jeder allein, ist leicht nachvollziehbar. Dennoch gibt es viele Einzelkämpfer, die das Gefühl haben, es allein am besten zu schaffen. Sie wollen die Kontrolle behalten, sich nicht anvertrauen oder abhängig machen. Im privaten Bereich wollen sie niemanden belasten und Stärke zeigen. Gerade diesen Menschen, vielfach Männern, fällt es vielleicht schwer, die Vorstellung zuzulassen, dass der Teamgedanke und die Gruppe Halt und Stärke geben. Wenn auch Sie als Leser eher zu den Einzelkämpfern gehören sollten – lassen Sie diesen Gedanken einfach einmal auf sich wirken. Natürlich geht es allein manchmal schneller, denn dann muss man nicht auf die Langsameren und Schwächeren warten. Und wenn man nicht in die gleiche Richtung denkt und läuft, dann kann man sich auch einmal gegenseitig im Wege stehen. Aber in anderen Fällen ist man selbst vielleicht der Langsame oder man besitzt nicht alle Kenntnisse und Fähigkeiten, um eine Situation allein bestmöglich zu bewerkstelligen. Aufgabenteilung, bei der jeder sein Bestes für das Ganze einbringt, führt nicht selten zu einer enormen Beschleunigung, zu Synergien und einer fühlbaren Reduktion von Reibungsverlusten – und von Stress. Auch regeneriert man sich dann mitunter schneller. Und hat meistens mehr Spaß und Freude!

Resilienz und Kohärenz

Schließlich helfen uns noch zwei weitere menschliche Fähigkeiten, die individuell ausgeprägt sind, bei der Stressbewältigung: Resilienz und Kohärenz.

Resilienz (von lateinisch resilire = zurückspringen, abprallen) steht für Widerstandsfähigkeit. Beispielhaft kann hier ein Stehaufmännchen herangezogen werden. Es reagiert flexibel auf Herausforderungen und richtet sich immer und immer wieder auf.

In der Psychologie beschreibt Resilienz die Fähigkeit, Krisen mithilfe von persönlichen und sozial vermittelten (erlernten) Ressourcen zu bestehen und sie als Anlass für Entwicklung zu nutzen. Während mit Resilienz früher eine psychische Widerstandsfähigkeit bezeichnet wurde, die es Menschen ermöglicht hat, in Extremsituationen ihre psychische Gesundheit und ein sozial angepasstes Leben zu erhalten, so wird der Begriff mittlerweile weiter gefasst. Heute werden auch Menschen als resilient bezeichnet, die mit den alltäglichen Belastungen (z.B. in der Arbeitswelt) in angemessener Weise umgehen und ihre psychische Gesundheit erhalten können.

Eng verwandt mit dem Begriff der Resilienz ist der Begriff der Selbstregulation.

Selbstregulation ist ein grundlegendes Funktionsprinzip lebender Organismen und wird auch Homöostaseprinzip genannt. Damit wird die Fähigkeit eines Systems beschrieben, sich selbst innerhalb gewisser Grenzen in einem stabilen Zustand zu halten. Eine solche Anpassungsleistung – oder besser: dynamische Selbstorganisation bzw. der „Erhalt von Stabilität im Wandel“ – findet z.B. in den physiologischen Reaktionen des menschlichen Körpers fortwährend und meist unbewusst statt. Beispiele sind:

- Schwitzen bei erhöhter Temperatur zum Temperaturausgleich
- der Anstieg der Atemfrequenz bei körperlicher Anstrengung
- die Ausschüttung von Wachstums- oder Fortpflanzungshormonen

Vor diesem Hintergrund können auch die Stressreaktion und die nachfolgende Rückkehr zum Gleichgewichtszustand durch Auslösung der Entspannungsreaktion als ein weiteres Beispiel für das dynamische Selbstregulationsprinzip verstanden werden. Im *biologischen Stressmodell nach Cannon (1929) und Selye (1956)* stellt die Stressreaktion eine unspezifische Reaktion des Körpers auf innere oder äußere Stressoren (Reize) dar, die zu einer Störung des Gleichgewichts des Organismus führen können. Durch die Entspannungsreaktion wird dieses *„Äquilibrium“* schließlich wieder hergestellt. Das heißt: Wenn die Entspannung nicht, wie dies biologisch eigentlich „vorgesehen“ ist, nach Ende der Bedrohung und des Stressreizes „von allein“ wieder einsetzt und damit das Ende der Stressreaktion und letztlich (in der Regel) die Rückkehr zum Gleichgewicht besiegelt, müssen wir sie heute bewusst herbeiführen, um wieder in einen stabilen, ausgeglichenen inneren Zustand zu geraten.

Die Fähigkeit, sein Gleichgewicht unter der Einwirkung eines Stressors zu erhalten oder wiederherzustellen, d.h. die Fähigkeit zur Selbstregulation, ist von Mensch zu Mensch unterschiedlich ausgeprägt und wird von vielen verschiedenen Faktoren mit beeinflusst. Von manchen solcher Faktoren haben Sie in diesem Buch schon gehört: Wenn man beispielsweise in einer Stresssituation ruhig atmet oder die zuvor eingeübten „Minis" praktiziert, wenn man den Stress durch Bewegung abbaut, dann wird damit die Selbstregulation verbessert.

Auch die inneren und äußeren Ressourcen eines Menschen entscheiden mit darüber, inwieweit eine Situation als Stress empfunden wird und wie die zur Wiederherstellung des Gleichgewichtes notwendigen Anforderungen gemeistert werden können. Ganz entscheidend für die Fähigkeit der Selbstregulation sind daneben die subjektive Wahrnehmung, die Bewertung der Situation (genauer: das Gefühl der Kontrolle und Steuerbarkeit von/in stressigen Situationen), frühere Erfahrungen, innere Einstellungen/Werte/Überzeugungen oder die momentane körperliche und seelische Verfassung.

Der Kohärenzsinn

Ein Wegbereiter des ressourcenorientierten Stressmodells war der Wissenschaftler *Aaron Antonovsky (1923–1994)*, der – wie bereits beschrieben – einen Wechsel von dem pathogenetischen Verständnis (Was macht uns krank?) hin zur salutogenetischen Sichtweise (Was erhält uns gesund?) einleitete. Ein zentrales Element der Salutogenese nach Antonovsky ist der sogenannte „Kohärenzsinn". Gemeint ist eine übergreifende Fähigkeit, potenziellen Stressoren und Herausforderungen oder Belastungen so zu begegnen, dass es zu einer neutralen oder „salutogenen" Entwicklung kommt. Antonovsky selbst verstand unter dem Kohärenzsinn eine „Lebensorientierung", die durch das Gefühl des Vertrauens geprägt ist, mit den Stressoren, Anforderungen und Herausforderungen des Lebens umgehen zu können. Der israelische Medizinsoziologe verglich das Leben daher mit einem Fluss, der mal ruhig, mal schnell und unberechenbar fließt. Seine Frage, im übertragenen Sinne, war: Was macht einen guten Schwimmer im „Fluss des Lebens" aus? Antonovsky war überzeugt: Unsere Fähigkeit, im Fluss des Lebens zu schwimmen, hängt davon ab, wie wir die Welt um uns herum – und eben auch die Veränderungen und Anforderungen – bewerten und einordnen. Der Kohärenzsinn hilft uns dabei.

Nach Antonovsky setzt sich der *Kohärenzsinn aus drei Komponenten* zusammen:

- **Verstehbarkeit („Comprehensibility")**: das Ausmaß, in dem innere oder äußere Reize als strukturiert, vorhersehbar und erklärbar empfunden werden. Das bedeutet: Je mehr wir Stressoren (und die Welt um uns herum) verstehen, desto besser können wir mit ihnen umgeben.
- **Handhabbarkeit („Manageability")**: das Gefühl, über geeignete Ressourcen zu verfügen, um die Anforderungen, die an einen gestellt werden, zu meis-

tern. „Ich schaffe das schon irgendwie!" ist ein Ausdruck dieser Handhabbarkeit, oder: „Ich verfüge über Ressourcen, um die anstehenden Herausforderungen zu meisten." Gemeint damit ist allerdings nicht, es *allein* schaffen zu müssen. Im Gegenteil: Das Gefühl von Ressourcen bedeutet auch: Ich weiß, wo ich Hilfe bekomme und nehme diese Hilfe in Anspruch. Ich bespreche mich mit einer Vertrauensperson. Ich suche mir den Rat eines Profis. Ich wende mich mit einem beruflichen Problem an den Vorgesetzten. Ich informiere mich über Alternativen. Ich suche mir einen Plan B. Es heißt aber auch, die Probleme und die eigenen Ressourcen realistisch einzuschätzen, zu merken, wo die eigenen Stärken liegen und wo die eigenen Schwächen. Sich Ziele zu setzen, die auch erreichbar sind und mit den eigenen Möglichkeiten übereinstimmen.

- **Sinnhaftigkeit/Bedeutsamkeit („Meaningfulness")** ist das Ausmaß, in dem das Leben als sinnvoll erlebt wird. Die Wahrnehmung, dass sich Anstrengungen und Engagement lohnen, die Aufgaben es wert sind, Energie zu investieren. „Wer weiß, wofür das gut ist ..." wäre ein Gefühl, das dem Sense of Meaningfulness entspricht, ebenso, die Dinge als Herausforderung aufzufassen oder positiv zu bewerten. Es ist das Gefühl, dass das eigene Leben einen Sinn hat, dass zum Beispiel auch tägliche Aufgaben ihren Sinn haben. Das Gefühl von Sinnhaftigkeit kann zu einer tiefen Zufriedenheit führen. Empfindet man sein Leben als sinnlos, ist man gelangweilt oder gleichgültig, dann zehrt dies am Innersten des Menschen. Im Alltag muss das nicht weiter negativ auffallen. Aus der Forschung wissen wir aber, dass in Zeiten von Krisen, erhöhten Belastungen oder Stress-„Peaks" das Erleben von Sinnhaftigkeit ein bedeutsamer Schutzfaktor sein kann – auch vor Krankheit und Verzweiflung.

Die 4 C's – Merkmale der Resilienz

Die amerikanische Forscherin *Suzanne Kobasa* nahm die Gedanken Antonovskys auf und beschäftigte sich mit dem Verhältnis zwischen Stress und Krankheit. Sie entwickelte ein ähnliches Modell und fand heraus, dass einige Menschen Eigenschaften haben, die als Puffer gegen Stressoren dienen. Diese machen sie in stressigen Zeiten robuster (vgl. „Hardiness") und resistenter gegen Krankheiten. So wie Antonovsky vom Kohärenzsinn sprach, bezeichnete sie das Persönlichkeitsmerkmal, das den Menschen „stressfester" macht, als Widerstandsfähigkeit (= Resilienz).

Nach Kobasa setzt sich Widerstandsfähigkeit aus folgenden Merkmalen zusammen:

1. **Kontrolle** („Control"): Dies ist die wahrgenommene Fähigkeit des Einzelnen, Einfluss ausüben zu können anstatt Hilflosigkeit zu empfinden. Dies entspricht in etwa der Manageability von Antonovsky.
2. **Verbindlichkeit/Engagement** („Commitment"): Das ist ein neuer Aspekt: Man setzt sich ein, hält durch, gibt nicht so schnell auf, bleibt dabei, ist ver-

bindlich, lässt sich nicht unterkriegen, entmutigen, nimmt Rückschläge auf dem Weg zu seinen Zielen inkauf. Das ist Commitment – die innere Haltung, die wir uns auch von Ihnen als Leser wünschen und die dazu beiträgt, dass Sie von diesem Buch sehr viel mehr profitieren. Das Gegenteil dieser Verbindlichkeit ist die „mir-egal"-Haltung. Wer Commitment zeigt, der bringt sich ein, auch emotional, der „fiebert" mit, der ist gerade eben *nicht* cool. Wir sprechen auch von Hingabe bzw. etwas mit „ganzem Herzen" oder mit „Haut und Haaren" tun – übrigens eine wichtige Voraussetzung für das mitunter beglückende „Fülle-" oder Flow-Erleben (siehe oben) und, wenn man es wortwörtlich nimmt, für Sinnlichkeit und Achtsamkeit. Das ist eine interessante Erkenntnis und wert, beachtet zu werden: Wer glaubt nicht, dass man stressfester ist, wenn man sich eher raushält, sich nicht so stark einbringt, einen kühlen Kopf bewahrt, einem die Dinge eher egal sind? Weit gefehlt! Wer sich engagiert, der kann damit dem Stress eher begegnen. Die Wissenschaft übrigens nennt dieses innere Distanzieren heute das „Cool-Down-Phänomen" oder die „Cool-Down-Phase". „Cool-Down" ist häufig eine Vorstufe von „Burn-out". Um Missverständnissen vorzubeugen: Natürlich ist manchmal ein kurzfristiges „Sich-Zurücknehmen" sehr sinnvoll. Und mit Commitment ist keinesfalls ein „blindes Anrennen" gemeint, oder dass man nicht abschalten darf oder sich immer zuständig fühlt. Manchmal kann man auch mit Hingabe eine Pause einlegen, einen Schritt zurück treten und einen anderen Weg sehen oder finden. Wie heißt es so schön: Alles zu seiner Zeit. Aber wenn ich schon da bin, dann bin ich eben dabei und nicht daneben.

3. **Herausforderung** („Challenge"): Das ist die Fähigkeit einer Person, zu wachsen und sich zu entwickeln anstatt statisch zu bleiben, Veränderung und nicht Stabilität als Norm anzusehen. In gewisser Weise ähnelt dieser Punkt der Bedeutsamkeit von Antonovsky. Auch wenn es „anders kommt", wenn die Umstände nicht so sind, wie man sich das erträumt hat – man macht das Beste draus, sieht das Ganze als eine Herausforderung. Klassisches Beispiel wäre z.B. die Umstrukturierung des Arbeitsplatzes. Wer diese Veränderung, die mit viel Unsicherheit und Ängsten einhergehen kann, positiv sehen oder zumindest irgendwelche positiven Aspekte darin finden kann, nach dem Motto: „Chance für etwas Neues", der wird auch flexibler auf den Stress reagieren, sich eher anpassen. Wie eben der Schwimmer im Fluss des Lebens, der einem Hindernis ausweicht. Wandel und Herausforderungen werden so grundsätzlich eher als Chancen und nicht primär als Bedrohungen erlebt. Das ist natürlich viel leichter gesagt, als es getan ist. Und hängt auch im konkreten Fall von vielen Dingen ab. Aber, wer das genannte Statement in der *Tendenz* für sich anerkennt oder bestätigen kann, der befindet sich – im Sinne von Suzanne Kobasa und anderen Resilienzforschern – auf einem guten Weg.

4. **Verbundenheit** („Closeness/Connectedness"): Das vierte C stammt allerdings nicht von Kobasa. Dieses vierte Merkmal ist uns jedoch sehr wichtig und auch in der jüngeren Forschung, z.B. der Positiven Psychologie, von wachsender Bedeutung, sodass wir die drei „C's" von Kobasa gern durch diesen vierten Punkt ergänzen wollen. Es ist die Verbundenheit mit anderen Menschen, mit dem Leben, der Natur. Vielleicht mit etwas „Göttlichem". Ein Gedanke, ein Gefühl, das stark aus der östlichen Philosophie stammt. Wir sehen die Mitwelt nicht als Gegner, sondern sind Teil von ihr. Wir empfinden *mit* dem Gegenüber, mit dem Schwachen, mit Tierwelt und Natur. Wir sind empathisch. Sie erinnern sich an die Ausführungen zur Achtsamkeit im vorletzten Modul, den westlichen und den östlichen Blick auf die Dinge. Die Verbundenheit, die wir Ihnen ans Herz legen möchten, entspricht mitunter dem unschuldigen Denken, dem Empfinden des kleinen Kindes, das noch nicht zwischen sich selbst und der Welt unterscheiden kann. Diese Sichtweise, die man immer wieder einmal einnehmen sollte, verbindet uns mit dem Rest der Welt. Die Anderen werden nicht mehr als Konkurrenz, Gefahr, Bedrohung gesehen, sondern z.B. als Kooperationspartner oder Quelle von Kraft, Schutz, Sinn und Freude.

Kennzeichen resilienter Menschen

Vielleicht fragen Sie sich an dieser Stelle, was Menschen mit viel Resilienz eigentlich – so ganz konkret – kennzeichnet, in ihrem Umgang mit dem Leben und in ihrem Verhalten. Darüber wird inzwischen viel geforscht.

Menschen mit einer hohen Widerstandskraft gegenüber (Stress-)Belastungen ...

- haben gelernt, dass sie selbst es sind, die über ihr eigenes Schicksal bestimmen (Kontrollüberzeugung),
- nehmen Dinge selbst in die Hand (und vertrauen nicht auf Glück oder Zufall), d.h. sie ergreifen Möglichkeiten, wenn sich ihnen diese bieten (mit anderen Worten: sie nutzen aktive statt vermeidende Bewältigungsstrategien),
- haben ein realistisches Bild von ihren Fähigkeiten,
- haben realistische Zukunftsvorstellungen,
- geben nach einer Krise/einem Verlust nicht auf, sondern haben die Fähigkeit, weiterzumachen, d.h. sie können mitunter auch durch Krisen „hindurchblicken",
- haben eine optimistische Lebenseinstellung,
- sind eingebunden in ein starkes soziales Netz, können mit sozialer Unterstützung rechnen (auch beispielsweise durch Einbindung in eine religiöse Gemeinschaft),
- haben oft starke familiäre Bindungen und
- verfügen über starke Wertvorstellungen, die von der sozialen/familiären Gemeinschaft geteilt werden („shared values").

Möglichkeiten zur Erhöhung der Resilienz gegenüber Stressbelastungen

Das ist eine Aufzählung guter, erstrebenswerter Eigenschaften. Und so werden auch Sie jetzt vielleicht fragen: *„Wie werde ich resilienter?“* Betrachten Sie dafür zunächst Ihre derzeitige Situation: Welche persönlichen, sozialen und materiellen Ressourcen oder Kraftquellen sind vorhanden und gesichert? Welche Ressourcen können erweitert oder neu aufgebaut werden?

Einige Möglichkeiten, um die Resilienz zu verbessern, können entsprechend sein:

- Finden Sie heraus, was Sie persönlich stärkt und schützt.
- Pflegen Sie Ihre Freundschaften, bauen Sie neue Freundschaften auf. Investieren Sie Zeit und Energie in diese Freundschaften. Zeigen Sie Ihren Freunden, dass sie Ihnen wichtig sind.
- Stärken Sie Ihre fachliche Kompetenz. Nutzen Sie die Möglichkeit für berufliche Aus- und Weiterbildung.
- Nehmen Sie Ihre alten Hobbys wieder auf oder entwickeln Sie neue Hobbys.
- Werden Sie kreativ. Und denken Sie daran: Hier geht es nicht darum, wie gut Sie etwas machen, sondern wie viel Spaß Sie daran haben.
- Kümmern Sie sich auch um Ihre materiellen Ressourcen. Leben Sie nicht über Ihre finanziellen Verhältnisse, sorgen Sie finanziell vor.
- Sorgen Sie für Ihre körperliche Leistungsfähigkeit. Spazieren gehen, walken, joggen, Fahrrad fahren, tanzen (siehe oben) - oder der Sport, den Sie schon immer lernen wollten. Das geht auch in fortgeschrittenem Alter.
- Nehmen Sie sich Zeit für spirituelle Themen. Beschäftigen Sie sich mit Ihren Glaubensüberzeugungen und finden Sie Halt in Ihrem Glauben. Wenn das für Sie ein Weg ist.
- Sehen Sie die Dinge öfters einmal positiv. Versuchen Sie, eine optimistische Lebenseinstellung zu gewinnen. Dafür darf man auch einmal über sich selber lachen. Hier geht es nicht um eine „rosarote Brille“, die man angesichts von Stress oder Leid etc. aufsetzen soll. Doch Humor und Freude sind gesund (und enorm stressreduzierend) und es ist wichtig, immer wieder einmal über die Umdeutung von Situationen und das „Ins-andere-Licht-Stellen“ (siehe dazu auch das folgende Modul) etwas Abstand und Erleichterung zu bekommen, die Dinge auch einmal anders zu sehen, aus dem Autopilot-Modus herauszukommen und neue Kraft zu schöpfen.
- Seien Sie sehr aufmerksam, wenn Sie negative Gedankenmuster bei sich selbst beobachten. Hinterfragen Sie Ihre Gefühle und Verhaltensweisen. Versuchen Sie, die Dinge manchmal etwas sachlicher zu sehen. Entwickeln Sie alternative Verhaltensweisen.
- Versuchen Sie, mehr Kontrolle über Ihr Leben zu gewinnen. Gemeint ist damit, dass Sie mehr und mehr bewusst agieren, Ihr Verhalten steuern

(oder Automatismen unterbrechen) und nicht mehr das Gefühl haben müssen, fremdbestimmt zu sein oder nur noch zu reagieren. Hilfreich dafür sind Übungen wie die Atemmeditation, der Body-Scan, die SARW-Technik (siehe Modul 3). Aber auch einfache Maßnahmen wie das abendliche Tagebuchschreiben hilft dabei, Revue passieren zu lassen und mehr Kontrolle zu gewinnen. Im Sinne von: mitbekommen was ist, dieses zu benennen und dann eine Wahl haben, zu reagieren.
- Zeigen Sie Commitment. Das heißt auch, sich – immer wieder neu – zu Aufgaben zu bekennen. Was ist damit gemeint? Die täglich neue Selbstverpflichtung, das Beste zu geben bzw. das Beste, was in der Situation gerade möglich ist. Jeder Tag ist ein neuer Tag. Und Sie machen Ihre Aufgaben so gut, wie Sie es können. Stellen Sie sich vor, Sie wenden sich immer wieder neu Ihren Aufgaben (und Ihren Mitmenschen) zu, gehen immer wieder neu und ohne Vorurteile auf sie zu (manchmal wird auch von einem „Anfängergeist“ oder „Beginners Mind“ gesprochen).
- Stärken Sie Ihr Selbstvertrauen durch positive Erfahrungen. Machen Sie Dinge, die Ihr Herz höher schlagen lassen – und lassen Sie das Schöne dieser Welt an sich heran, nehmen Sie es wahr. Freuen Sie sich an all dem, was gut läuft. Suchen Sie Erfolge. Und nehmen Sie die kleinen Komplimente und Sympathiebeweise Ihrer Mitmenschen wahr, ohne sie abzuwerten. Erinnern Sie sich? Sie haben das Recht, dass es Ihnen gut geht. Sie haben das Recht, glücklich und zufrieden zu sein. Sie haben das Recht, sich in Ihrem Körper wohl zu fühlen.
- Üben Sie ehrenamtliche Tätigkeiten aus. Sie werden merken: Wenn Sie „geben“, bekommen Sie viel zurück. Und: Die Sinnhaftigkeit Ihres Daseins wird in diesem Moment erneut erlebbar.
- Entwickeln Sie das Gefühl von Dankbarkeit. Nichts ist selbstverständlich.

Jetzt haben Sie viele verschiedene Anregungen erhalten, wie Sie für sich selbst in Ihrem Alltag einen Schritt in Richtung mehr Selbstbestimmung, mehr Widerstandskraft und mehr *„Imprägnierung gegen Stress“* gehen können. Ganz konkret. Vielleicht ist Ihnen ja beim Lesen dieser vielen Möglichkeiten etwas schwindelig geworden und Sie haben gedacht: „Was? So viele Dinge soll ich berücksichtigen, so viel auch noch machen?“ Im Sinne des oben Besprochenen, im Sinne der Handhabbarkeit, können Sie sich ja zunächst nur eine einzige dieser Anregungen aussuchen, vielleicht diejenige, die Sie spontan am meisten angesprochen hat. Und mit dieser beginnen. Einen kleinen Schritt machen. Wenn Sie etwas in Ihrem Leben verändern wollen, ist es hilfreich, eine Vision zu haben, zu wissen, wohin Sie gehen wollen. Damit Sie aber auch wirklich losgehen, brauchen Sie Ziele, die Sie auch erreichen können, die für Sie handhabbar sind. Kleine Ziele. Kleine Schritte. Und wenn sie dann Schritt für Schritt so weitergehen, werden Sie vielleicht, ohne es zu merken, ohne große Anstrengung Ihr Ziel eines Tages erreichen.

„Selbstimprägnierung" gegen Stress ist, wie Sie sehen, in Maßen erlernbar. Die Ebene der Erfahrung ist hierfür unabdingbar. Alle Übungen in diesem Manual helfen Ihnen dabei.

Übung 5.1: Soziales Universum – mein Beziehungsgeflecht

Der hier gezeichnete Kreis steht in Ihrem persönlichen sozialen Universum für die Sonne – und die Sonne in dieser Übung sind Sie selbst. Zeichnen Sie nun ein, wer Sie beeinflusst. Dies können Menschen (lebend oder verstorben), Tiere oder auch Vorbilder, also Personen, die Sie in irgendeiner Weise inspirieren, sein. All diese kreisen wie Planeten um Sie als Sonne. Achten Sie beim Einzeichnen auf die Entfernung: Wer ist näher dran und wer weiter weg?

Sie können auch zusätzlich noch den Aspekt des Gebens und Nehmens einbeziehen: Für wen scheinen Sie als Sonne? Wer scheint im Gegenzug aber auch für Sie oder leuchtet deutlich zurück?

Wenn das Bild des Sonnensystems und die darin bestehenden Beziehungen der Sonne zu den einzelnen Planeten für Sie schwierig sein sollten, dann können Sie sich evtl. alternativ vorstellen, dass der dargestellte Kreis einen Atomkern symbolisiert (Sie selbst). Welche „Elektronen" befinden sich auf unmittelbarer und kernnaher Hülle bzw. „Umlaufbahn"? Wer ist weiter weg bzw. außen? Wer oder was ist ganz weit draußen und hat nur noch einen „losen" Kontakt zum Kern, geht evtl. auch mal „verloren" etc.?

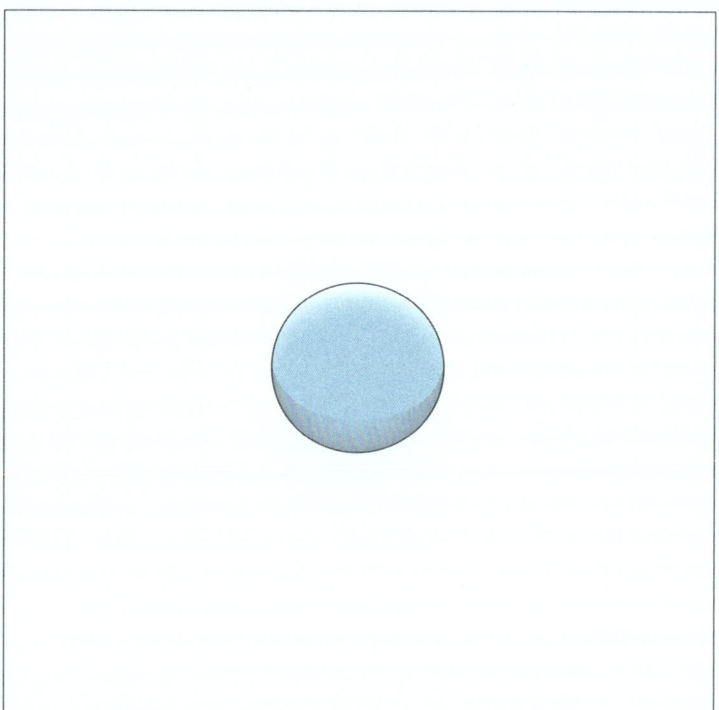

Take home messages

In vielen Situationen ist unser soziales Netz ein wichtiger Faktor zur Stressreduktion. Unterstützung durch die Familie, Freunde oder Bekannte kann bei Belastungen oder Herausforderungen sehr hilfreich sein. Auch liegen in uns „Motoren", die sich günstig auf Stress bzw. auch auf die Bewertung desselben auswirken können: Resilienz und Kohärenz.

Hausaufgabe 5.1: Road Map

Nehmen Sie sich ein leeres DIN A3-Blatt. Wie auf einer Straßenkarte oder einem Flussverlauf zeichnen Sie wichtige Stationen Ihres Lebens ein, d.h. es gibt gerade oder kurvige Linien sowie Höhen und Tiefen. Wichtige Wegmarkierungen gilt es kreativ einzutragen, d.h. Sie können diese aufschreiben, malen, mit Bildern versehen. Die Road Map ist demnach ein zeitgerafftes, bebildertes Tagebuch – auf einem Blatt. Von oben könnte es aussehen wie ein Spielbrett, auf dem ein langer Weg durch verschiedene Landschaften, an verschiedenen Hindernissen, Stationen oder Ereignissen vorbeiführt. Wählen Sie einen Bereich am Rande des Blattes aus und beginnen Sie von dort bei einem Lebenszeitpunkt x, zum Beispiel bei Ihrer Geburt oder Ihrer Einschulung, mit ihrem „Lebensweg".

Hausaufgabe 5.2: Entspannungsantwort (täglich)

Die Entspannungspraxis begleitet Sie weiter. Bei regelmäßiger Praxis zeigen sich weitere positive Effekte der Entspannung. Neben dem unmittelbaren „Herunterfahren" bringt sie Ihnen mehr Gelassenheit und ein höheres Maß an Zufriedenheit, eine Art inneres Lächeln wird sich vielleicht einstellen. Bleiben Sie dran und üben Sie weiter, um die Effekte auch – entweder jetzt oder in naher Zukunft – spüren zu können.

Welche Erfahrungen haben Sie in dieser Woche mit der Entspannung gemacht?

Tag 1: ______________________________

Tag 2: ______________________________

Tag 3: ______________________________

Tag 4: ______________________________

Tag 5: ______________________________

Tag 6: ______________________________

Tag 7: ______________________________

Hausaufgabe 5.3 und 5.4: Minis (mehrfach) sowie „Neues und Gutes“

Rituale sind für das Stressmanagement wichtig. Daher tauchen auch in diesem Modul wieder Hausaufgaben auf, die Sie bereits kennen. Bauen Sie auch in dieser Woche Mini-Entspannungen in Ihren Alltag ein und halten Sie die Augen offen, was „Neues und Gutes“ in Ihrer persönlichen Welt passiert.

Modul 6
Sprache und Ausdruck

Lassen Sie uns zuerst wieder kurz in die vergangenen Module zurückblicken. Die vier Säulen des BERN-Modells Verhalten, Bewegung, Entspannung und Ernährung wurden Ihnen mit ihren unterschiedlichen Facetten vorgestellt, ihr Bezug zum Thema Stress verdeutlicht. Hätten Sie beim Erwerb dieses Manuals gedacht, dass es so viele Faktoren gibt, die auf Stress Einfluss haben?

Und: Haben Sie auch Ihre Road Map gebastelt? Sind Sie beim Basteln vielleicht sogar in den „Flow" gekommen? Viele Menschen berichten, dass Sie in diesen angenehmen und „entstressten" Zustand geraten, wenn Sie im Garten arbeiten, etwas für andere tun, etwas schreiben – einen Brief oder Tagebuch – oder eben basteln. Das war auch *eine* Idee hinter der Aufgabe. Die andere: Wir stellen fest, auch wenn wir im Hier und Jetzt sind, dass alles eigentlich immer „im Fluss" ist. Wir kommen irgendwo her und haben irgendeine Richtung, d.h. einen Weg vor uns. Dabei begegnen uns Menschen oder Situationen, die die Richtung unseres Lebens mit beeinflussen und – wie innere Wegkreuzungen oder prägende Bilder von wichtigen Begegnungen – Teil von uns werden. Wenn wir dieses Potenzial *positiv* nutzen, stellen wir fest, dass wir eben nicht allein sind, dass wir miteinander und sogar mit unserer eigenen Geschichte verbunden sind. Dabei seien wir möglichst nicht Spielball oder passiv Erlebende, sondern, wenn möglich, aktive Gestalter. Wir können lernen, die positiven Momente, Begegnungen und Wegkreuzungen wertzuschätzen und als Orte der Kraft, Inspiration und des Wachstums anzuerkennen. Und dieses insbesondere dann, wenn im unmittelbaren Erleben – oder in unserer Erinnerung – das Positive kaum zu erkennen ist und das Negative zu überwiegen scheint. Auch solche Momente und „Wege“ gibt es, keine Frage. Aber können Sie in Ihrer eigenen Road Map dennoch die positiven Aspekte erkennen?“

Wie bereits angekündigt, wird in diesem 6. Modul die Verhaltenssäule noch einmal aufgegriffen und durch weitere Aspekte ergänzt: Sprache und Ausdruck. Stellen Sie sich einmal vor, es gäbe die Sprache zwischen uns Menschen nicht. Wäre das nicht schade? Wie schön es doch ist, sich durch Sprache auszudrücken, seine Gefühle in Worte zu fassen. Die große Kraft der Sprache zieht und zog viele Menschen in ihren Bann. Bedeutende literarische Werke, die von Sprache und Ausdruck leben, überdauern seit Jahrhunderten und haben ihren festen Platz in unserer Gesellschaft, sie hinterlassen Eindruck.

Sprache macht uns in zweierlei Hinsicht aus. Einerseits kommunizieren wir damit mit anderen, andererseits aber auch – was man so auf den ersten Blick gar nicht vermuten würde – mit uns selbst. Wir treten in einen inneren Dialog, wir sprechen mit uns, wir benutzen Worte und sprachliche Bilder, die ausdrücken, wie wir fühlen und denken. Wir haben auch hier unser persönliches „Denkverhalten“ entwickelt.

Eines ist Ihnen sicherlich im Laufe Ihres Lebens auch schon aufgefallen: Worte können sehr mächtig sein, sowohl im positiven als auch im negativen Sinne. Liebevolle Worte können uns beflügeln und ein Lächeln ins Gesicht zaubern, doch ebenso können uns Worte, sei es Kritik oder eine negative Äußerung, sehr verletzen und persönlich treffen. Vielleicht kennen Sie auch die eine oder andere Situation, in der Sie sich an einen gesprochen Satz noch Jahre später erinnern können, unabhängig davon, ob sein Inhalt gut oder schlecht für Sie war. Sprache prägt sich ein, sie ist wie ein Fußabdruck: Wir können uns gar nicht auf dieser Erde bewegen, ohne irgendeine Spur zu hinterlassen. So prägt sich auch die Sprache ein, die wir hören und die wir selbst benutzen. Daher kann es hilfreich sein, sich von Zeit zu Zeit seiner eigenen Ab- und Ausdrücke bewusst zu werden und auch die „sprachliche Prägung“ durch andere wahrzunehmen.

Der Zusammenhang zwischen Sprache und Stress wird in vielen Situationen deutlich. Stellen Sie sich Folgendes vor: Sie haben sehr viel Arbeit auf Ihrem Schreibtisch liegen, ständig klingelt das Telefon und Sie wissen gar nicht, was Sie zuerst erledigen sollen. Mitten im Durcheinander geht die Tür auf, Ihr Vorgesetzter kommt herein mit den Worten „Bitte beeilen Sie sich. Dieses Schreiben auf Englisch muss in einer Stunde an den Kunden gehen – ohne Fehler, versteht sich.“ Ein Satz, der den Stress um ein Vielfaches verstärkt: Eine weitere Aufgabe, die unter Zeitdruck und mit einer gewissen Erwartungshaltung des Chefs – nämlich die Fehlerfreiheit – umgehend erledigt werden soll. Folgende Gedanken drehen sich dann vielleicht in Ihrem Kopf: „Auch das noch. Ich schaffe es nie, in einer Stunde ein Schreiben in Englisch fehlerfrei zu verfassen. Da werde ich mal wieder versagen." Der Satz des Chefs hat eine geradezu automatische Wirkung auf Ihre Gedanken, auf Ihre „Glaubenssätze". Die Stressspirale verstärkt sich und das Gefühl, Kontrolle über die Situation und die Aufgabe zu haben, schwindet.

Gedankenmuster

Gerade unser Denk- und Sprachverhalten ist durch Muster geprägt: Zum Teil bewusst, aber überwiegend unbewusst folgen wir gewissen Einstellungen. Das ist normal, jeder von uns hat diese Gedankenmuster, sie laufen ab, ohne dass wir sie bewusst wahrnehmen. Unsere Einstellungen rühren in der Regel von Erfahrungen (aus der Vergangenheit) her. Sie waren in der Regel in bestimmten Situationen oder Kontexten sinnvoll und haben uns geholfen, uns bestmöglich an die zu dieser Zeit vorherrschenden Bedingungen anzupassen. Und, wenn dies erfolgreich war, haben wir sie auch in ähnlichen Situationen wieder abgerufen und so fest in unserem Verhaltensrepertoire verankert. Sie wurden mit der Zeit zu dem, „was wir sind" und erlauben uns – ohne darüber nachdenken zu müssen – uns so zu verhalten und so zu denken, dass wir mit uns selbst im Reinen sind. Doch nicht immer passen solche Einstellungen gleich gut. Vielleicht haben sich in unserem Leben die Bedingungen oder Kontexte völlig geändert, sodass auch unsere Einstellungen und Glaubenssätze in manchen Situationen vielleicht besser aktiv angepasst und hinterfragt werden sollten. Denn, wie immer, wenn es um Automatismen, Rituale und Unbewusstes geht: Am richtigen Ort und zur richtigen Zeit sparen „Voreinstellungen" in unserem Denk- und Sprachverhalten u.a. Energie und „Hirnarbeit", aber sie können eben auch Unfreiheit und eine verminderte Resilienz und Anpassungsfähigkeit bedeuten. Die Crux ist also: Gedankenmuster, und mit ihnen die Sprache, die wir hier benutzen, ist oftmals stereotyp, sie macht uns gerade im Denken starr, raubt uns die gedankliche Flexibilität. Sie führt zu gedanklichen Verzerrungen, die – auch das betrifft fast alle von uns – immer wiederkehren, die uns das Leben schwer machen, Weiterentwicklung verhindern und vor allem auch wieder Stress vermehren können. Deshalb ist es, will man Stress reduzieren, unbedingt sinnvoll, sich auch mit den inneren Glaubenssätzen und mit der Art, wie wir Sprache verwenden, auseinanderzusetzen.

Welche Gedankenmuster verstärken den Stress?

- **Perfektionismus**: Sie wollen nur 100%iges abliefern, immer fehlerlos arbeiten. *Beispiel:* „Ich muss die Aufgabe ohne jeglichen Fehler lösen, dabei gründlich und akkurat arbeiten." Ein Satz, den wir zu uns selbst sagen – und schon ist der Stress „perfekt".
- **Übertreibung**: Sie überschätzen die Bedeutung bestimmter Dinge. *Beispiel:* Sie haben einen wichtigen Termin, aufgrund von Verspätung erreichen Sie aber Ihren Anschlusszug nicht. Das ist ohne Frage äußerst

ungünstig. Aber wenn Sie das Gefühl haben, diese Situation nicht ertragen zu können, nun vor Schmach im Boden zu versinken und Ihrem Chef nie wieder vor die Augen treten zu können, dann ist dies zweifellos übertrieben.
Ein anderes Beispiel: Sie haben eine Prüfung vor sich, z.B. die mündliche Prüfung in einem Studienfach. Die Prüfung setzt Ihnen zu, Sie können nicht mehr schlafen, Ihr Leben scheint von dieser Prüfung abzuhängen und Sie sind überzeugt, dass „das das Schlimmste ist, was mir in meinem Leben passiert ist". Dann ist es gut, sich zu vergegenwärtigen, wie viel diese Prüfung für die Endnote des Faches ausmacht, was es bedeuten würde, wenn Sie „durchfallen" etc. Der Blick verengt sich in einer solchen Situation sehr leicht und es tut gut, sich selbst klar zu machen: „Letztendlich handelt es sich nur um eine Prüfung." Oder: „Bisher habe ich das doch auch meistens irgendwie hinbekommen". In der Sprache zeigt sich eine Übertreibung z.B. durch Worte wie „immer" oder „nie".

- **Katastrophisieren**: Damit ist ein Denkmuster gemeint, bei dem Übertreibungen immer weiter geführt werden und schließlich eine Katastrophe heraufbeschworen wird.
  Greifen wir das oben genannte *Beispiel* wieder auf: Sie haben den Anschlusszug verpasst und erreichen so den Geschäftstermin nicht pünktlich. „Wenn ich jetzt zu spät komme, dann werden sie bestimmt die wichtigen Entscheidungen ohne mich treffen. Darauf haben die doch nur gewartet. Damit ist das Projekt dann wohl gelaufen. Die anderen werden den Zuschlag erhalten. Mein Chef wird bestimmt so wütend werden, dass er mich auf der Stelle feuert. Und was soll dann aus mir werden? Ohne Job, ohne Einkommen? Wie soll ich dann die Miete für meine Wohnung bezahlen? Das wird meine Frau nicht aushalten, so einen arbeitslosen Versager. Das bedeutet bestimmt die Trennung. Und am Ende werde ich auf der Straße landen. Ohne alles, ohne Arbeit, ohne Familie, ohne Zukunft. Alles verloren".
- **Abstempeln („Labeln")**: Hierbei handelt sich es sich um eine übertriebene Form der Verallgemeinerung. Ein Ereignis wird mit einer ungenauen und gefühlsmäßig aufgeladenen Sprache beschrieben. Einer Person oder Situation wird ein vereinfachender Stempel, ein Label, aufgedrückt.
  Beispiel: Sie haben eine kleine Auseinandersetzung mit einer Person aus dem Nachbarort. Sie ärgern sich und sagen: „Er ist ein absoluter Vollidiot." Nichts für ungut, manchmal tut es gut, Luft abzulassen und auch einen Blitzableiter dafür zu finden. Jedoch sollten Sie sich immer wieder klar machen, ob das Ausmaß Ihrer Reaktion, also Ihre Wut oder Ihre Enttäuschung, dem Anlass gegenüber im Verhältnis stehen. Im Volksmund wäre die Situation gemeint, wenn Sie, im zwischenmenschlichen Bereich, „aus einer Mücke einen Elefanten machen" oder wenn Sie die Worte eines Anderen „auf die Goldwaage legen". Wenn Ihre Vorurteile greifen und der Andere aufgrund einer Aussage, einer Bemerkung, einer

Handlung gleich von Ihnen in eine Schublade gesteckt wird. Was Ihre Sprache (nach außen formuliert und kommuniziert, nach innen gedacht) betrifft, handelt es sich hier um Schimpfworte wie den „Vollidioten“, von anderen Begriffen ganz zu schweigen, gemeint sind aber auch Begriffe wie „Versager“, beispielsweise, wenn es um Sie selber geht. Aber auch Eigenschaftsworte wie „dumm“ stempeln ab. Eine Kombination von Übertreibung und Abstempeln wäre beispielsweise das Gedankenmuster „Immer mache ich alles falsch“ oder „Ich bin eben einfach nicht der sportliche Typ“.

- **Mentaler Filter**: Sie wählen einen einzigen negativen Aspekt aus und beschäftigen sich nur noch damit, sodass die Sicht auf die Realität verstellt wird. Ihre Gedanken kreisen regelrecht um diesen einen Aspekt, um diese Kränkung und Sie blenden alles andere aus. Um im gerade genannten Beispiel zu bleiben: Ihnen ist ein Fehler im Job unterlaufen und Sie denken daraufhin, wie gerade beschrieben: „Immer mache ich alles falsch.“ Dann nehmen Sie sich die Chance, realistisch über diesen Fehler nachzudenken und füttern vielmehr Ihr negatives Selbstbild.
  Beispiel: Sie sind auf einer Feier sehr vergnügt bis zu dem Zeitpunkt, als Sie jemand fragt, ob Sie an Gewicht zulegt haben. Nun ist der ganze Abend für Sie gelaufen. Ein anderes Beispiel: Sie bereiten selbst eine Feier vor: Essen, Getränke, Musik. Alles klappt wunderbar, aber im Eifer des Gefechts brennt die Mitternachtssuppe an. Damit ist für Sie klar: Sie sind als Gastgeberin eine völlige Niete. Und das Essen war eine reine Zumutung für die Gäste.
- **Schwarz-Weiß-Denken**: Sie denken in Kategorien von entweder/oder. Es gibt nur Schwarz oder Weiß. Keine Graustufen dazwischen. Die Nuancen, Schattierungen oder auch eine alternative dritte (oder sogar vierte) Möglichkeit werden nicht wahrgenommen.
  Beispiel: „Entweder er entschuldigt sich heute bei mir oder wir sind für immer geschiedene Leute.“ Ein anderes Beispiel: „Es gibt nur die beiden Möglichkeiten: Entweder ich ziehe aus, dann verliere ich den Kontakt zu meinen Kindern. Oder ich bleibe in der Beziehung, aber dann werde ich unglücklich und depressiv.“
- **Voreilige Schlussfolgerungen**: Sie ziehen voreilige Schlussfolgerungen, auch wenn keine Tatsachen vorhanden sind, die Ihre Schlussfolgerungen bestätigen. Das passiert, gerade im zwischenmenschlichen und auch im beruflichen Bereich, recht häufig. Grund genug, hier etwas vorsichtiger zu sein. In der Sprache wären hier z.B. auch Eigenschaftsworte wie „neidisch“ („Die ist ja nur neidisch“) typisch.
  Beispiel: Ihr Nachbar begegnet Ihnen auf der Straße. Da er nicht grüßt, denken Sie automatisch, dass er Sie nicht mag. Oder: Während Sie im Urlaub sind, wird in Ihrem Büro etwas besprochen, was Sie nur per Zufall erfahren. „Ach stimmt, haben wir ganz vergessen, Dir zu erzählen …“ sagt Ihre Kollegin noch. Sie sind sich sicher, dass es ein Komplott war, Ihnen diese Information zu verschweigen.

Sie merken schon: Wenn Sie so (oder so ähnlich) denken, dann verstärken Sie selbst, ohne es zu wollen, das Gefühl, im Stress zu stehen. Überall lauert Gefahr: bei der gehässigen Partybesucherin, die Ihnen den Abend verdorben hat, bei dem Nachbarn, der Sie nicht grüßt, den Kollegen, die hinter Ihrem Rücken an Seilschaften arbeiten.

Die gute Nachricht lautet jedoch: Einstellungen und Verhalten sind wandelbar, d.h. wir können gedankliche Flexibilität erreichen oder wiedererlangen. Dazu muss unser Gehirn allerdings trainiert werden, um die bisherigen Gedankenmuster zunächst einmal zu erkennen und dann zu durchbrechen. Das hat auch etwas mit Kreativität zu tun und kann schließlich sogar, mit etwas Übung vielleicht, Spaß machen.

Ein arabisches Sprichwort besagt: „Wir können nicht verhindern, dass die Vögel der Sorge über unserem Kopf kreisen. Doch es liegt an uns zu entscheiden, ob sie Nester bauen dürfen".

Gedankliche (kognitive) Umstrukturierung

Die gedankliche Umstrukturierung kann helfen, unsere sprachlichen bzw. kognitiven Muster aufzufinden und uns diese bewusst zu machen. Daher eignet sie sich auch gut, um stressige Situationen oder belastende Ereignisse zu reflektieren. So können Muster, die jeder von uns unter Stress hat oder nutzt (bzw. in sie „verfällt"), identifiziert werden. Durch die gedankliche Umstrukturierung können negative Gedanken, Gefühle und Glaubenssätze erkannt und eventuell durch positive Emotionen und Verhaltensweisen oder einfach hilfreichere und realistischere Gedanken ersetzt werden. Dabei geht es nicht um eine „Selbsttäuschung", sondern um einen adäquaten und sinnvollen Umgang mit Belastungen und das Bemühen, nicht immer wieder hilflos, automatisch, unkontrolliert – und vermeintlich „ungewollt" – in die gleiche Falle zu tappen. Durch einen insgesamt bewussteren Umgang mit dem sonst „Unbewussten" werden auch das Lernen aus schwierigen Situationen und die flexible Anpassung von Bewältigungsmechanismen möglich.

Lassen Sie uns dazu erst den Hintergrund der gesamten Situation noch einmal genauer betrachten: Die Wahrnehmung von Stress wird häufig durch eigene negative Gedanken hervorgerufen bzw. verstärkt. Gedanken sind eng mit Gefühlen und Stimmungen verbunden. So rufen Gedanken wie „Ich kann das nicht", „Ich schaffe das nicht", „Der/die kann das viel besser", „Meine Kollegen lassen mich im Stich" o.a. negative Gefühle wie Angst, Neid, Missgunst, Hilflosigkeit oder Einsamkeit hervor. Negative Gefühle führen ihrerseits zu körperlichen Reaktionen (Stressreaktion) und Symptomen wie erhöhtem Blutdruck, Kopfschmerzen, Muskelverspannungen, Verdauungsbeschwerden, Schlaflosigkeit etc. Die Folge sind nicht selten selbstschädigende Verhaltensweisen (wie Rauchen, Alkohol trinken, Vernachlässigung von Ruhezeiten/Pausen/Kontakt zu Freunden/Beschäftigung mit Hobbys und Dingen, die Freude bringen und Spaß machen). Dies erzeugt in einer sich verstärkenden Stressspirale (s. Abb. 8) wiederum negative automatische Gedanken und das Gefühl des „Gestresst-Seins".

Genau dies ist der Ansatzpunkt der kognitiven Umstrukturierung, einer Technik aus der Verhaltensmedizin/-therapie. Mit ihrer Hilfe soll die Art und Weise, in der der „Geist" Gedanken produziert und bewertet, verändert werden. Im Sinne Marc Aurels: *„Das Glück Deines Lebens hängt von der Beschaffenheit Deiner Gedanken ab"*.

Indem man sich seiner automatischen Gefühle und Gedanken bewusst wird, kann man lernen,

- die zugrundeliegenden Mechanismen und Muster der automatischen Gedanken zu identifizieren,
- die Verbindung zwischen Gedanken, Gefühlen, körperlichen Reaktionen und Verhaltensweisen zu erkennen,
- diejenigen Gedanken und Verhaltensweisen zu erkennen, die zwar rational oder realistisch sein mögen, aber einfach nicht gut tun bzw. nicht hilfreich sind und möglicherweise aus einer Situation resultieren, die man evtl. besser mit einer Haltung der Akzeptanz, der Güte oder des Mit-

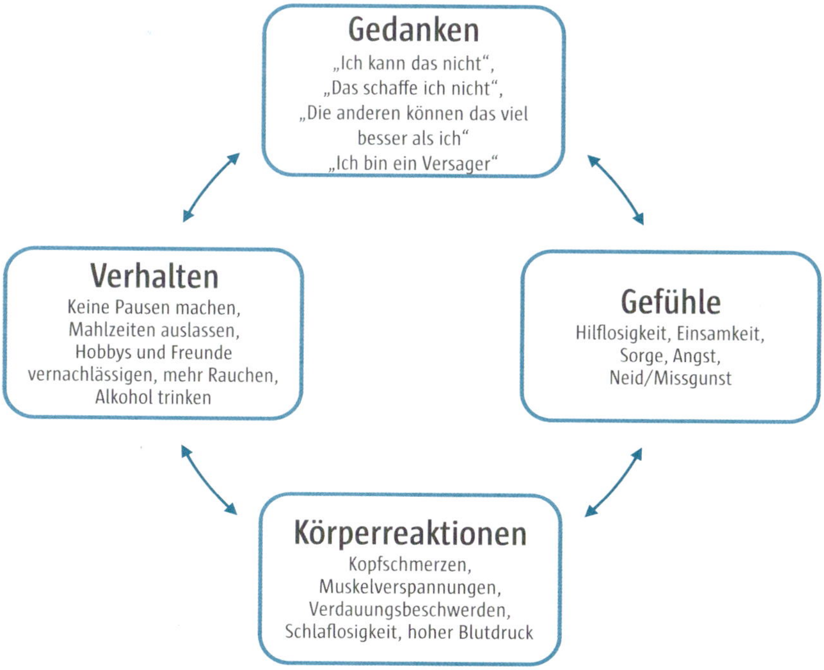

Abb. 8 Negative Stressspirale

gefühls o.ä. (siehe unten) angeht – d.h. man findet vielleicht eine andere, adäquatere (gesündere?) Reaktionsmöglichkeit,

- diejenigen Gedanken und Verhaltensweisen herauszufiltern, die verzerrt, übertrieben, unlogisch oder unrealistisch (irrational) sind,
- diese automatischen Gedanken zu hinterfragen oder infrage zu stellen,
- sie durch hilfreichere, realistischere (möglicherweise positive) Gedanken und Einstellungen zu ersetzen und so die negativen Gefühle oder ein Ohnmachtserleben zu reduzieren,
- die Umstrukturierung in verschiedenen Situationen anzuwenden, in der Praxis zu üben und
- sich schließlich auf Rückfälle vorzubereiten und Gegenmaßnahmen zu ergreifen.

Ziel der kognitiven Umstrukturierung ist es, mehr **geistige Flexibilität** zu erlangen. Dieses wird u.a. erreicht, indem man sich vergegenwärtigt, dass emotionale Aufregung bzw. innere Unruhe (Stress) eine nüchterne und realistische Bewertung von Situationen und Gedanken verhindert. Eine Möglichkeit, dem zu begegnen, ist, die Stress auslösenden automatischen Gedanken nicht als Tatsachen, sondern als *Hypothesen* zu betrachten. Man kann lernen, diese negativen Hypothesen zu hinterfragen und sie durch realistischere Gedanken zu ersetzten.

Normalerweise stellen wir unsere Gedanken nicht infrage, weil sie meistens automatisch und unbewusst ablaufen. Indem man sich seiner automatischen Gedanken bewusst wird, erhält man Kontrolle über sie zurück. Man kann sich zudem jederzeit von seinen Gedanken distanzieren, frei nach dem Motto: „Es sind nur Gedanken, das bin nicht ich selbst. Ich kann meine Gedanken beobachten, mir ihrer bewusst werden. Also bin ich mehr als nur meine Gedanken. Und ich muss sie nicht unbedingt gut finden. Ich kann sie verändern.“ Viele Meditationsverfahren binden diesen aktiven bzw. kontrollierten Umgang mit unseren Kognitionen direkt oder indirekt mit ein. Und so stellt gerade die Kombination einer regelmäßigen Meditations-/Entspannungspraxis mit dem gelegentlichen Betrachten der gedanklichen Muster für viele Menschen eine sinnvolle Kombination dar.

Die kognitive Umstrukturierung als Element der Verhaltenssäule der Stressbewältigung lehrt, anzuhalten, zu reflektieren und eine Situation angemessener zu bewerten. Und vor allen Dingen: in ein angemessenes und bewussteres Handeln zu kommen. Durch die Anwendung dieser Technik ist es möglich, Stress auslösenden automatischen Gedanken und den daraus entstehenden negativen Gefühlen schon in ihrer Entstehung vorzubeugen oder eine „wie von selbst“ ablaufende negative Kaskade zu unterbrechen – und sei es auch nur, um sie abzumildern. Dann geht vielleicht manchmal doch etwas weniger Porzellan zu Bruch und das Beseitigen des nun etwas geringeren „Kollateralschadens“ ist mit weniger Stress verbunden.

Die folgenden Fragen helfen, negative automatische Gedanken zu hinterfragen und ggf. realistischere Bewertungen oder „Lösungsmöglichkeiten" in einer Situation zu finden.

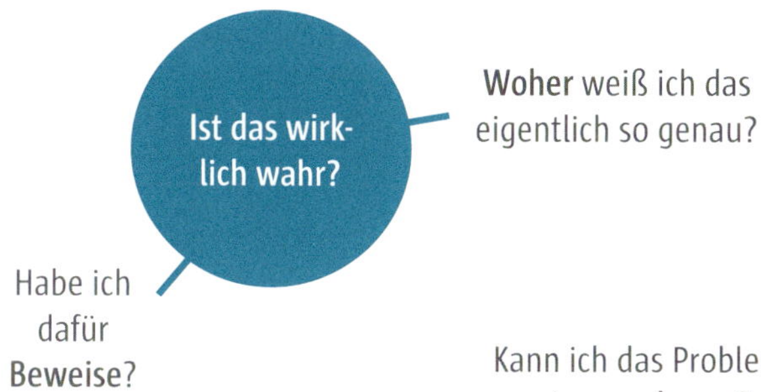

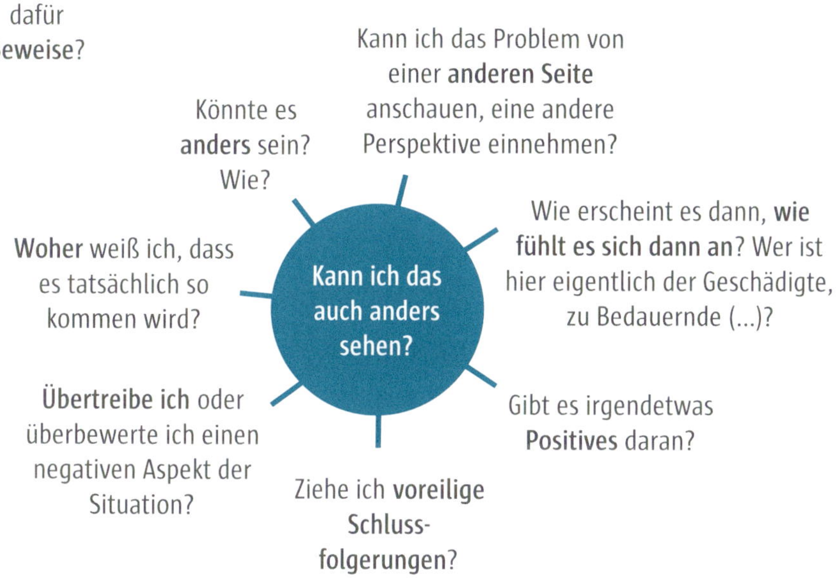

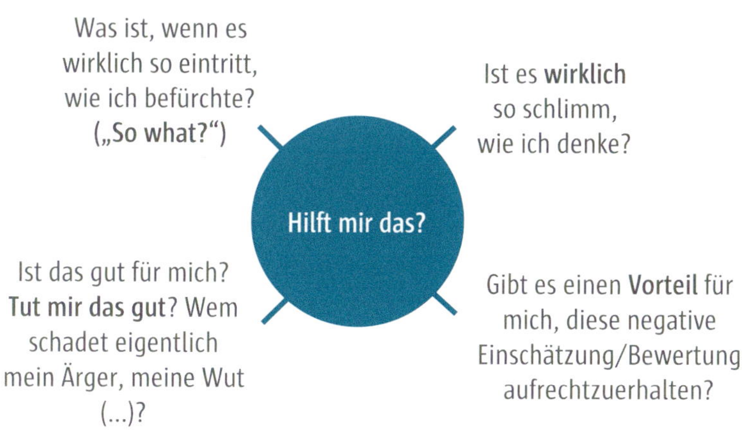

Einige Worte können uns helfen, negative Gedanken ausfindig zu machen. Dabei handelt es sich um Worte wie:

- immer
- nie
- alle
- sicher
- keiner

Diese kleinen Worte finden sich häufig in negativen automatischen Gedanken. Wie hört sich der Satz an, wenn wir sie ganz bewusst abmildern (also andere Worte benutzen) oder gar ausschalten? Probieren Sie es einmal aus, stattdessen folgende Worte zu verwenden:

- immer → oft, häufig
- nie → selten
- alle → viele
- sicher → wahrscheinlich
- keiner → manche

Ablenken

Wenn negative automatische Gedanken sehr stark sind, kann es hilfreich sein, sich zunächst abzulenken, also ganz bewusst „loszulassen" und die Aufmerksamkeit anderen Themen oder Tätigkeiten zuzuwenden. Mit anderen Worten: Man weiß zwar, dass negative automatische Gedanken bestehen, bringt sich aber erst in eine etwas ruhigere geistige Verfassung und geht eine systematische Umstrukturierung erst an, wenn man sich den Gedanken stellen kann.

ABCD-Modell

Im Folgenden finden Sie eine Übung zum sog. „ABCD-Modell", einer konkreten Methode der Umstrukturierung von negativen Gedanken. Dieses geht u.a. auf Albert Ellis, einen amerikanischen Psychotherapeuten, zurück und ist ein Instrument der aktiven kognitiven Umstrukturierung. Mit eingeflossen in unsere Anleitung sind auch Arbeiten von Aaron T. Beck, David D. Burns und Donald Meichenbaum, drei weiteren amerikanischen Kognitiven Verhaltenstherapeuten. Die Übung greift die oben beschriebenen Aspekte auf und geht konkret der Frage nach, ob man eine gewisse Situation auch anders sehen kann. Oder anders gefragt: „Gibt es in dieser Situation irgendetwas Positives für mich? Kann ich aus dieser Situation irgendetwas lernen?" („lesson to learn"). Es hat sich bewährt, zumindest am Anfang, diese Form der Auseinandersetzung mit den gedanklichen Mustern wirklich schriftlich zu machen. Sie können dazu das ABCD-Formblatt aus Übung 6.1 kopieren und immer wieder neu einsetzen.

Greifen wir eines der bereits in diesem Kapitel genannten Beispiele auf, um zu zeigen, was sich hinter der kognitiven Umstrukturierung anhand des *ABCD-Modells* verbirgt.

- Auslösende Situation (stressiges Ereignis, belastendes Ärgernis etc.): Sie reisen mit der Bahn durch Deutschland und haben Ihren Anschlusszug verpasst.
- Bewertung (Gedanken/Einstellungen): „Oh nein, so ein Mist. Jetzt sitze ich hier fest und muss bestimmt ewig warten.“, „Damit sind alle meine Termine für heute geplatzt.“, „Warum schaffen die das nie, die Verspätungen in den Griff zu bekommen? Die sollen ihren Job richtig machen, so wie ich!“, „Immer wenn ich Bahn fahre, ist immer irgendetwas - ich sollte besser mit dem Auto fahren!“
- Consequenzen
  - *Gefühle:* Wut, Ärger, Unsicherheit, Enttäuschung
  - *Körperliche Reaktionen:* Anstieg des Blutdrucks, schwitzende Hände, innere Erregung, Kopfschmerzen, Verspannungen
  - *Verhalten:* Nervös laufe ich hin und her. Anschließend beleidige ich das Service-Personal am Informationsstand. Ich lasse meinem Ärger freien Lauf, kaue dabei „aggressiv“ Kaugummi oder rauche einige Zigaretten.
    Hinweis: Körperliche Reaktionen, negative Gefühle, selbstschädigende Verhaltensweisen und negative automatische Gedanken sind in der Regel relativ unabhängig vom konkreten Auslöser/Stressor, d.h. sie folgen oft einem „Muster“ und sind persönliche „Stress-Warnsignale“. Das heißt: Auch wenn Sie in einer Situation denken, Sie seien *nicht* gestresst, können Sie an den auftretenden körperlichen und emotionalen Reaktionen merken, dass dies nicht der Fall ist, dass die Situation Sie mitnimmt und Sie auf dem besten Wege sind, im Kreislauf der negativen Stressspirale und Gedankenmuster zu landen.
- Diskussion/Umdeutung (realistische, hilfreiche, positive Gedanken): Dabei kann es hilfreich sein, sich zunächst der kognitiven Muster, in die man verfallen ist, gewahr zu werden und diese dann gezielt unter dem Aspekt zu betrachten: Kann ich das auch anders sehen?

Beispielsituation: „Okay, an der Situation an sich kann ich nichts ändern und keinen Einfluss nehmen. Es ist zwar ärgerlich, dass ich später ankomme, aber die Welt geht dadurch nicht unter. Einige Termine kann ich sicher verschieben oder später noch erledigen. Und das Personal hier vor Ort kann ja auch nichts dafür. Die machen auch nur Ihre Arbeit. Der Schaffner war sogar sehr freundlich zu mir. Es stimmt zwar, dass ich schon sehr oft erlebt habe, dass die Bahn nicht pünktlich ist, aber dass es jedes Mal so wäre, ist auch nicht richtig. Und wenn ich mit dem Auto fahre, kann auch immer etwas dazwischen kommen. Das Reisen mit der Bahn finde ich schon angenehm. Ich nutze nun die verbleibende Zeit vor Ort, um in den Geschäften des Bahnhofes zu bummeln und mir ein schönes Buch zu kaufen.“

Achten Sie darauf, wie Ihre stressabhängigen automatischen Gedanken sich auf das konzentrieren, was Sie ***nicht*** wollen. Indem Sie lernen, positiver zu denken, konzentrieren Sie sich auf das, was Sie wollen!

Nachbemerkung

Noch eine kleine Nachbemerkung zu dieser Übung, die in gewisser Weise auch Ausführungen des Achtsamkeits-Moduls mit aufgreift.

Das Ziel der Umstrukturierung ist *nicht*, soziale Missstände, Ungerechtigkeiten und Situationen, die nicht in Ordnung sind, klaglos hinzunehmen, sich also mit derartigen Zuständen zu arrangieren und alles positiv zu sehen. Dass die Bahn und ihre Mitarbeiter Zugverbindungen vorschlagen und angeben, die dann nicht eingehalten werden, ist ohne Zweifel ein Ärgernis. Wohl jeder von uns kennt diese Situation. Der Ärger darüber ist sicher oftmals berechtigt. Mehr noch gilt dies für zwischenmenschliche Bereiche. Wenn ein Mann seine Frau schlägt (oder umgekehrt), ein Chef seine Mitarbeiter malträtiert und mit seinen Launen tyrannisiert, wenn staatliche Gelder für höhere Diäten ausgegeben und gleichzeitig soziale Leistungen gekürzt werden, ist all dies – aus Sicht der Betroffenen allemal – nicht in Ordnung. Der Ärger darüber, das Gefühl von Ungerechtigkeit ist ein immens wichtiger Motor für politische Aktivität, für Engagement, für Veränderung, für „Mit-Leiden“ unter den Menschen. Sie würden uns also völlig falsch verstehen, wenn wir mit dem ABCD-Modell all diese Ungerechtigkeiten und Missstände schön reden wollten. Vielmehr hilft das ABCD-Modell, im Moment etwas *Abstand* zu gewinnen, die Situation mit mehr *Distanz* zu sehen, sich weniger ausgeliefert, weniger als Opfer der Situation zu sehen. Nicht destruktiv zu reagieren, stressverstärkend oder in Selbstmitleid „zu versauern.“ Alles hat eben verschiedene Seiten. Und auch die innere Freiheit und das effektive Handeln können manchmal durch ein Verharren in der „inneren Klage“, selbst angesichts von klaren Ungerechtigkeiten, gehemmt werden. Daraus erwächst selten positive Veränderung. Wenn sich die Nerven jedoch wieder beruhigt haben, kann – und sollte – man in Ruhe überlegen, was hier zu tun ist, um gegebenenfalls konstruktive Kritik zu äußern oder aktiv in ein angemessenes Handeln zu kommen. Das gilt insbesondere dann, wenn wir musterhaft oder immer wieder vor der gleichen „Schranke“ stehen. Irgendwer und irgendwas sollten sich dann wohl bewegen. Und das müssen nicht immer wir selbst sein!

Im Beispiel des verpassten Zuganschlusses könnte das Folgendes bedeuten: In Zukunft rechnen Sie bei knappen Anschlusszeiten mit einer Verzögerung – und nehmen vielleicht einen früheren Zug, wenn der Termin extrem wichtig ist. Wenn dem nicht so ist, informieren Sie die Gesprächspartner, dass Sie eine Verbindung mit Anschluss haben und die Möglichkeit besteht, dass Sie unter Umständen später kommen. Auf eine Verzögerung sind Sie vorbereitet und haben Ihr Lieblingsbuch schon im Gepäck, samt einer Thermoskanne mit Tee und einem Snack. Zudem aber werden Sie, wenn Ihnen diese Situation oft widerfährt, aktiv: Sie lösen den bei Verzögerungen ausgestellten Gutschein tatsächlich ein, machen deutlich, dass diese Situation in Anbetracht der hohen Zugpreise untragbar ist. Und: Wenn Sie in einem Zug sitzen, bei dem absehbar ist, dass ein Anschlusszug nicht erreicht werden kann, werden Sie bereits zu diesem Zeitpunkt aktiv: Sie wenden sich freundlich, aber bestimmt an das Zugpersonal, informieren, welchen Zug Sie bekommen möchten und erbitten deutlich, dass dieser Zug warten möge. Wenn Sie im Zug Mitreisende finden, die die gleiche Verbindung haben, wirkt dies natürlich doppelt so gut. Pochen Sie auf Ihre Rechte, aber nicht destruktiv und „in Alarmstimmung", sondern klar, kontrolliert und souverän. Dabei müssen Sie nicht schnell klein beigeben. Aber halten Sie im Hinterkopf auch Plan B (vom ABCD-Modell) bereit mit den neuen Optionen, die der ungewollte Aufenthalt mit sich bringt. Wollen Sie dieses Mal auch wieder „um jeden Preis" Recht haben? Oder am Ende *weniger gestresst* sein als sonst – und ggf. „glücklicher"? Auf jeden Fall ist es gut, Ohnmachtssituationen zu vermeiden: Eine solche kann Ihnen in der Konfrontation mit einem ungleich stärkeren „Apparat" schnell passieren. Wählen Sie dieses Mal vielleicht einen anderen Weg. Im Deutschen heißt es dann so schön: „Der Klügere gibt nach". Sie könnten jetzt beispielsweise einen alten Bekannten einmal anrufen, in Ruhe ein Wochenjournal lesen oder vielleicht sogar einen kleinen Stadtbummel machen in einer Stadt, die Sie sonst nie besucht hätten. Und vielleicht lernen Sie hier im Café ja auch jemand Interessantes kennen. Wer weiß?

Übung 6.1: Das ABCD-Modell

Bitte nehmen Sie sich nun ein eigenes Beispiel hervor. Überlegen Sie sich dazu eine passende Situation aus Ihrem persönlichen Alltag und gehen Sie für sich das Schema durch.

Auslösende Situation:		
Bewertung *Gedanken/Einstellungen*	**Consequenzen** *Gefühle/Körperempfindungen/ Verhaltensweisen*	**Diskussion/Umdeutung** *realistische, hilfreiche, positive Gedanken*

Coping Modelle – Praktische Umsetzung

Der Begriff des Copings steht für Bewältigung. Im Folgenden werden Ihnen kurz einige Strategien zur Bewältigung einer stressreichen Situation vorgestellt.

Eine Kurzform der kognitiven Umstrukturierung haben Sie bereits als „Mini" kennengelernt: Die Stopp-Atme-Reflektiere-Wähle-Methode, kurz **SARW-Technik**, ist Ihnen bekannt und Sie haben Sie wahrscheinlich schon in diversen Situationen eingesetzt. Sie hilft Ihnen dabei, die Kontrolle über eine stressreiche Situation zu verschaffen, da Sie sich bewusst für eine Option entscheiden können. Die ABCD-Übung stellt demgegenüber eine Methode dar, die sich systematisch mit den eigenen gedanklichen Mustern auseinandersetzt und auch nachträglich, im Rückblick auf ein als belastend empfundenes Ereignis, durchgeführt werden kann. Indem Sie üben, realistischere oder hilfreichere Gedanken zu finden, wird sich auch Ihr Verhalten in Stress-Situationen mit der Zeit verändern.

Eine belastende oder stressige Situation können Sie auch auf ganz unterschiedliche Weise angehen und bewältigen:

- **Lösen**: Problem-Lösung ist bei negativen, rationalen Gedanken oder Situationen, auf die Sie Einfluss nehmen können, ratsam. Das klingt vielleicht banal, aber deshalb noch lange nicht selbstverständlich. Manchmal erstarren wir wie das Kaninchen vor der Schlange auch vor einem Problem, bei dem doch, bei näherer Betrachtung, die Lösung und der Weg, der ohnehin gegangen werden muss, klar absehbar ist. Wenn dem so ist: Lösen, tun, abhaken. Auch wenn's zunächst vielleicht nicht schön ist.
- **Auflösen (Aussitzen)**: Im Gegensatz zur Strategie „Lösen", die immer dann nützlich ist, wenn eine Lösung möglich und angezeigt ist und das Problem nicht von allein verschwinden wird, gibt es Situationen, bei denen Sie noch nicht gleich (zu Beginn) absehen können, was die richtige Bewältigungsstrategie ist bzw. in welche Richtung sich ein Problem „von selbst" entwickelt. Und wenn Sie sich in solchen Situationen nicht „verrückt" machen oder (unnötig?) stressen wollen, dann versuchen Sie dem Problem einen angemessenen Zeitraum zuzuweisen, indem Sie ihm die Chance geben, von selbst zu verschwinden oder sich positiv zu verändern. Sie tragen dann z.B. den von Ihnen gewählten Zeitraum bzw. genauer den Zeitpunkt) in Ihren Kalender ein und sagen sich: Bis dahin werde ich mich mit dem Problem nicht weiter beschäftigen, mir den Kopf darüber nicht zerbrechen. Zum gewählten Zeitpunkt komme ich darauf zurück, aber erst dann. Ist das Problem dann verschwunden: Gut. Ist es weniger geworden: Reicht mir das? Will ich weiter warten? Wie lange? Ist es gleich geblieben oder gar mehr/schlimmer geworden (das habe ich dann eventuell auch schon vor dem gewählten Zeitpunkt festgestellt): Ich wähle eine andere Strategie.

- **Reframing (Neurahmen)**: Reframing meint, die Situation oder das Geschehen in einem neuen Kontext, einem neuen Rahmen zu betrachten. Wir haben das oben ja schon ausführlich beschrieben: Kann man das auch anders sehen? Kann ich etwas Positives finden? Kann ich eine gewisse Distanz zwischen mir und dem Problem erzeugen?
- **Umstrukturieren (Umdeuten)**: Hilfreich bei negativen, irrationalen Gedanken. Sie nehmen Ihr „Operationsbesteck" der kognitiven Umstrukturierung oder Umdeutung heraus, schauen sich die Situation genauer an, stellen die o.g. Fragen. Finde ich Muster? Automatische bzw. gedankliche Verzerrungen? Ich mache die ABCD-Übung. Am besten wirklich schriftlich auf einem Blatt Papier.

Diese Bewältigungsstrategien helfen, aktiv Kontrolle zu übernehmen. Die Möglichkeit, Kontrolle zu behalten oder wiederzuerlangen reduziert das Ohnmachts- und Hilflosigkeitsgefühl, das so typisch ist für Stresssituationen. Indem Sie eine Haltung der aktiven Kontrolle (wieder-)finden, können Sie ganz entscheidend Einfluss auf Ihr individuelles Stresserleben nehmen. Nun gibt es mitunter aber auch Situationen oder Probleme, die Sie nicht oder nicht vollständig beeinflussen können. Die einfach nicht Ihrer Kontrolle unterliegen. Hier hilft eine weitere, wichtige Strategie der Stressbewältigung: Die Dinge zu akzeptieren, wie sie sind, und laufen zu lassen, was Sie nicht verändern können oder zumindest die Anteile davon, die nicht verändert werden können.

- **Akzeptieren**: Eine Situation zu akzeptieren, vielleicht in ihr einen Sinn zu finden, aber nicht ins Selbstmitleid zu verfallen, gilt bei negativen und rationalen Gedanken, auf die Sie keinen Einfluss nehmen können. Gibt es Tatsachen oder Umstände, die durch mich nicht verändert werden können? Kann/muss ich die Situation (oder was an ihr, welche Anteile) akzeptieren? Dadurch, dass Sie jetzt nicht ins Grübeln oder Hadern geraten, haben Sie vielleicht auch mehr Energie zur Verfügung, um das zu tun, was wirklich gefragt oder sinnvoll ist.
- **Mitgefühl** (Verständnis, Empathie, „Compassion"), nicht jedoch (Selbst-) Mitleid: Kann ich anerkennen, dass die Situation für andere (oder mich) nicht schön ist? Kann ich für diese leidvolle Erfahrung von anderen oder mir Mitgefühl entwickeln? Eine Haltung des liebevollen Annehmens oder des wohlwollenden Trostes bzw. „In-den-Arm-Nehmens" entwickeln? Auch für mich selbst, so wie ich andere Menschen in den Arm nehmen würde? Emotionale Geborgenheit kann eine wichtige Kraft- und Schutzquelle sein, gerade in stressigen Zeiten. Das sollten Sie nutzen. Dabei hilft auch eine Mitgefühlsübung oder -meditation (s. Anhang). Manchmal kann es bereits enorm entlastend sein, überhaupt anzuerkennen oder anerkannt zu bekommen, dass Sie eine schwierige Situation durchleben. Daraus muss nicht notwendigerweise eine aktive Handlung abgeleitet werden. Und es hilft auch manchmal, jemandem sein „Herz zu öffnen", auch das wirkt sich entlastend aus.

Die Studentin Lisa T. über ihr „Neues und Gutes“: „Seit langem habe ich mal wieder mit meiner Schwester telefoniert. Ich war schon ein bisschen traurig, dass sie sich so wenig gemeldet hat. Früher waren wir immer ein Herz und eine Seele gewesen. Aber als ich dann zum Studium ausgezogen bin, da fühlte sie sich wohl irgendwie verlassen und zurückgesetzt. Sie hat mich irgendwie abgelehnt und ich war schon der Meinung gewesen, wir kriegen nie wieder einen Draht zueinander. Vor meinem inneren Auge hatte ich die Beziehung zu ihr schon fast abgehakt. Jetzt war sie es, die anrief. Ich habe mich riesig gefreut. Ich stellte beim Telefonat fest, dass wir uns beide sehr auf das Wiedersehen am kommenden Wochenende freuen. Ich hatte wohl falsche Annahmen über sie gehabt – die ganze Zeit schon. Es ist ein schönes Gefühl zu wissen, dass man sich gegenseitig vermisst.“

Take home messages

Sprache und Ausdruck beeinflussen uns ungemein. Besonders im Unbewussten wirkt Sprache auch auf uns selbst, z.B. im Denkverhalten. Hier hat jeder Gedankenmuster entwickelt (mit einer eigenen Sprache und bestimmten Begriffen), die Stress verursachen oder ihn verstärken können. Mit geeigneten Methoden wie der kognitiven Umstrukturierung können wir unsere gedanklichen Verzerrungen, die oftmals negativ oder irrational sind, aufspüren und in positive oder hilfreichere Gedanken umdeuten.

Hausaufgabe 6.1: Journalling

Die Hausaufgaben in diesem Modul verbinden die Themen Sprache, Ausdruck und Kreativität miteinander. Ziel ist es auch hier, Stress aktiv zu reduzieren.

Beim Journalling heißt es, sich einen Stift und mehrere Blätter Papier zu nehmen und einfach darauflos zu schreiben. Schreiben Sie alle Gedanken auf, die Ihnen in diesem Moment spontan zu einem Thema einfallen. Schreiben Sie darüber, was Sie gerade in diesem Moment beschäftigt, über etwas, dass Sie gerade bedrückt. Stellen Sie sich einen Wecker, nach 20 Minuten am Stück beenden Sie die Übung. Denken Sie dabei nicht nach, sondern schreiben Sie einfach „von der Leber“ frei weg, was Ihnen gerade in den Sinn kommt. Setzen Sie den Stift dabei nicht ab. Sollte Ihr Schreibfluss ins Stocken geraten, schreiben Sie Ihren letzten Satz oder Ihre letzten Wörter wiederholend auf. Führen Sie diese Art „Tagebuch“ nun an insgesamt vier aufeinanderfolgenden Tagen. Aber schauen Sie nicht an, was Sie bereits am Vortag verfasst haben. Lesen Sie höchstens zum „Reinkommen“ den jeweils letzten Satz des Vortages. Wenn Ihnen am ersten Tag zu Beginn (oder an den folgenden drei Tagen) etwas Belastendes als Thema einfällt, beginnen Sie damit. Oder einfach mit dem, was Sie gerade – in diesem (!) Moment – beschäftigt. Wichtig aber: Schreiben Sie „im Fluss“, suchen Sie nicht nach rationalen Argumenten oder einer inneren Logik etc. Das, was Sie geschrieben haben, können Sie dann getrost weglegen. Sie müssen nichts weiter damit machen. Sie brauchen sich auch das Gesamtergebnis nicht noch einmal durchlesen oder es jemandem zeigen. Welche Erfahrung haben Sie gemacht?

Hausaufgabe 6.2: Postkarte an mich selbst

Seien Sie nun mal Ihr bester Freund, Ihre beste Freundin und schreiben Sie eine Karte an Sich selbst. Schreiben Sie positive Dinge, die Sie sich schon immer einmal sagen wollten. Wählen Sie dazu eine Karte zufällig oder suchen Sie sich bewusst eine Karte aus, die Sie intuitiv anspricht. Schicken Sie die Karte dann einfach an sich los. Als wollten Sie einem Ihrer Liebsten einen Gruß aus einem „Kurzurlaub" mit einer positiven Nachricht senden.

Hausaufgabe 6.3: Poetry

Legen Sie sich ein paar Zeitschriften bereit. Ihre Aufgabe ist es, Wortschnipsel aus diesen Zeitschriften zu sammeln. Legen Sie dazu einen Modus fest, z.B. jede 3. Seite, jedes 3. Wort. Dabei sollten Sie nur positive oder neutral besetzte Worte dann auch ausschneiden. Sammeln Sie so ca. 40 Wortschnipsel und ziehen daraus 15 „Wörter", die Sie nun kreativ, vielleicht in einem Gedicht, aneinanderreihen. Um Ihr Gedicht rund zu machen, können Sie auch ein paar wenige Worte ergänzen. Wenn Sie mögen, lesen Sie Ihr Gedicht jemandem vor.

Hausaufgabe 6.4: Entspannungsantwort (täglich)

Natürlich darf auch die etwas formalere Entspannungspraxis in dieser Woche wieder nicht fehlen. Vielleicht brauchen Sie aber diesen Anstoß gar nicht mehr? Mit der Übung und der Gewohnheit werden Sie über die Zeit evtl. schon herausgefunden haben, was und wo und wann Ihnen die Entspannung gut passt? Vielleicht ist sie bei Ihnen schon fester Bestandteil des Tages – oder Abends – geworden, ein „selbstverständliches" Ritual?

Welche Erfahrungen haben Sie in dieser Woche mit der Entspannung gemacht?

Tag 1: ______________________________

Tag 2: ______________________________

Tag 3: ______________________________

Tag 4: ______________________________

Tag 5: ______________________________

Tag 6: ______________________________

Tag 7: ______________________________

Hausaufgabe 6.5 und 6.6: Minis (mehrfach) sowie „Neues und Gutes"

Praktizieren Sie auch in dieser Woche immer wieder einmal über den (All-)Tag verteilt Ihre Mini-Entspannungen.

Was nehmen Sie aus dieser Woche „Neues und Gutes" mit?

____

____

Modul 7
Selbsthilfe und Selbstheilung

Nun sind wir bereits im siebten Kapitel angelangt. Auch an dieser Stelle wollen wir kurz zurückschauen. Mittlerweile findet sich in Ihrem Bauchladen der Stressbewältigung eine große Bandbreite an Faktoren und Techniken, mit denen Sie Einfluss auf Ihren Stress nehmen können, ihn mit anderen Augen betrachten, gar nicht erst entstehen lassen und auch abbauen können. Verschiedene Komponenten haben wir gemeinsam beleuchtet: Stress, Stressmanagement, Entspannungsantwort, Bewegung, Achtsamkeit, Ernährung, Verhalten, das soziale Netz und zuletzt das Thema Sprache bzw. Denkverhalten. All diese Aspekte ergänzen sich, z.T. sogar auf physiologischer Ebene, da sie, wie es scheint, auch über unterschiedliche Wege und Mechanismen wirken, die letztlich aber wieder alle ein gemeinsames Ziel haben: unsere Selbsthilfe- und Selbstheilungskompetenzen, unsere Potenziale und Ressourcen einzubinden und zu stärken, um dann besser ausgerüstet der „Katastrophe des täglichen Lebens" zu begegnen, wie es Jon Kabat-Zinn inspiriert durch den Literaturklassiker „Alexis Sorbas" von Nikos Kazantzakis beschreibt. Und genau das ist eben auch der Ansatz der Mind-Body-Medizin.

In diesem Kapitel widmen wir uns noch einmal explizit den Themen Selbsthilfe und Selbstheilung. Dabei geht es keineswegs um etwas Esoterisches oder etwas Befremdliches. Selbsthilfe bzw. Selbstheilung meinen natürliche Fähigkeiten, die in uns liegen und die es zu aktivieren gilt. Es geht um ein Wissen, wie man die eigene Gesundheit stärken oder sich im Krankheitsfall selbst behandeln kann. Dieses Wissen ist zum großen Teil intuitiv in uns vorhanden, man kann es aber auch erwerben. Beide Begrifflichkeiten sind verbunden mit dem Vertrauen in uns selbst. Glauben wir an etwas, so können wir daraus Kraft schöpfen. Die Möglichkeit und das Vergegenwärtigen, dass wir unser Selbst bzw. unsere inneren Ressourcen stärken, unsere persönlichen Potenziale ausschöpfen und gleichzeitig die Kontrolle über unsere Belange haben können, wirkt sich positiv auf unser Stresserleben aus und hilft, Stress zu bewältigen. Verknüpfen wir diesen Gedanken mit dem BERN-Modell, genauer gesagt mit den Säulen Bewegung, Ernährung, Entspannung und Verhalten, wird deutlich, dass dies genau die Stellschrauben sind, an denen jeder Einzelne ansetzen kann. Man kann immer *etwas* tun, selbst gestalten. Abgesehen davon gibt es sehr viele Möglichkeiten aus dem Bereich der Naturheilkunde, erfolgreich gegen die durch Stress bedingten Symptome vorzugehen.

Selbstheilung ist Regulation

Erinnern Sie sich an Ihre letzte Erkältung? Vielleicht unterstützt durch das ein oder andere Schnupfen- oder Hustenmittel hat sich Ihr Körper wieder regeneriert. Er hat seine Selbstheilungskräfte in Gang gesetzt und Sie wieder gesund gemacht. Denn in unserem Körper gibt es aufbauende Kräfte, die mit Irritationen, Krankheitserregern oder Störungen „fertig werden". Genau das ist ja Gesundheit: Dass wir die ganz normalen Ereignisse, die uns schwächen, krank machen oder verletzen, überwinden. Gesundheit ist nicht, dass man gar nicht erst krank wird, erschöpft ist oder sich müde fühlt. Gesundheit bedeutet, flexibel genau darauf zu reagieren. Und dafür ist unser Körper bestens vorbereitet. Es gibt ein ausgeklügeltes Immunsystem, das eng vernetzt mit allen anderen Organsystemen zusammenarbeitet. Heute wissen wir, dass die Verdauung, die Atmung, die Haut, die abführenden Harnwege oder auch die Leber einen großen Einfluss auf unser Immunsystem haben. Sebastian Kneipp und andere Vertreter der Naturheilkunde sprachen davon, wie wichtig es ist, den Organismus *„abzuhärten"*, ob mit kaltem Wasser oder Bewegung. Für ihn war diese Abhärtung entscheidend, um die grassierenden Krankheitserreger abwehren zu können. Nicht der Schnupfenvirus war seiner Ansicht nach verantwortlich für die Erkältung, sondern die Unfähigkeit, ihn abzuwehren. Er empfand es als notwendig, den Körper zu trainieren und die Abwehrkräfte zu stärken. In gewisser Weise entspricht die Vorstellung der Abhärtung der *„Hardiness"*, über die es in diesem Band schon an früherer Stelle ging, die Fähigkeit nämlich, mit unerwarteten Veränderungen, Störungen und Irritationen umgehen zu können. Natürlich gibt es auch Erreger, Krankheiten und Zustände, bei denen unsere eigenen Regulationsmöglichkeiten schon früh – oder grundsätzlich – überfordert sind. In der Regel aber ist Selbstregulation und Krankheitsabwehr/-modulation in großen Bereichen möglich. Und diese individuelle Kompetenz gilt es zu stärken.

Neben den ganz handfesten Möglichkeiten, die eigene Gesundheit zu stärken, spielt auch das Vertrauen in den eigenen Körper eine immens große Rolle: das Vertrauen, dass er in der Lage ist, eine Erkrankung zu überwinden. Dieser Faktor der eigenen Erwartung rückt mittlerweile immer mehr ins Blickfeld der Forscher. Wurde früher eher abschätzig vom *Placebofaktor oder -fehler* gesprochen, so weiß man heute, wie wichtig Sprache (auch die Sprache des Arztes) und Erwartung im Heilungsprozess sind. So kann es das Vertrauen in den eigenen Heilungsprozess enorm unterstützen, wenn uns der behandelnde Arzt Mut zuspricht und Hoffnung macht, dass wir bald wieder gesund sein werden. Wenn ein Arzt dagegen eine schlechte Prognose ausspricht („Es sieht nicht gut aus, der Statistik nach werden Sie mit dieser Krebserkrankung noch zwei bis drei Monate leben") kann dies einen entscheidenden – mutmaßlich negativen – Einfluss auf den Verlauf haben (womit nicht gesagt werden soll, dass man die Schwere einer Erkrankung nicht ansprechen sollte). In der Wissenschaft spricht man dann vom *Noceboeffekt*. Die Aussagen des Arztes oder Therapeuten – was und vor allem wie sie es sagen – können eine entscheidende Rolle spielen, im Guten wie im Schlechten. Wenn ein Arzt völlig überzeugt ist von einem neu auf den Markt kommenden Medikament oder einer Therapiemethode, überträgt sich diese positive Erwartung mitunter auch auf den Patienten.

Noch wichtiger aber vielleicht als das, was der Arzt oder Therapeut sagt, ist, wie der Patient selbst seine Krankheit und seine Selbstheilungskräfte einschätzt. Genau dies ist unter dem Begriff „der Arzt *in uns*" zu verstehen. Wenn ein Patient davon „überzeugt" ist, dass ihm die Erkrankung Vorteile bietet (Mitgefühl, Liebe etc.), wenn er der Meinung ist, dass er sie „verdient" hat, beispielsweise als Strafe für etwas, wenn er als Ursache der Erkrankung einen Konflikt ansieht, der nicht gelöst wurde, ein Gefühl, das er nicht überwinden kann, dann können sich die Behandelnden, wie es dann zuweilen heißt, „auf den Kopf stellen". Medikamente schlagen nicht an, neue Infektionen tauchen auf usw. Was auch immer die Ärzte versuchen: Es läuft dann oft nicht „nach Plan". Selbstverständlich sind solche Phänomene komplex und im Einzelfall, aber auch im vertiefenden wissenschaftlichen Kontext, kaum verstanden. Vieles passiert unbewusst. Wir kennen gar nicht alle Faktoren, die hier Einfluss haben könnten. Und auch der Zufall und die Gene etc. spielen eine Rolle. Aber Heilungshindernisse können eben manchmal *auch* aus solchen komplexen Interaktionen entstehen.

Ganz anders, wenn der Patient an die Therapie glaubt und an seine Kraft, eine Erkrankung zu überwinden. Wenn er gesund sein und leben will. Erinnern Sie sich an die Aussage zu Beginn dieses Buches: Jeder hat das Recht, dass es ihm oder ihr gut geht. Der Glaube kann hier, so hat man mitunter den Eindruck, sprichwörtlich Berge versetzen, auch im gesundheitlichen Bereich. Manchmal reicht er schon aus. Placebopillen kommen als „Scheinmedikamente" zum Einsatz, sie enthalten keinen „Wirkstoff". Bestehend aus Zucker oder Stärke hofft der Patient bei ihrer Einnahme auf Heilung und der gewünschte Effekt tritt, je nach Fall, auch tatsächlich ein. Aktuelle Studien zeigen, dass es den Placeboeffekt sogar (noch) gibt, wenn der Patient *weiß*, dass er ein „Scheinmedikament" bekommt. Wer oder was „wirkt" hier? Sind es nur zeitgleich auftretende, zufällige und unabhängige oder rein unspezifische Phänomene – oder gibt es einen direkten, vielleicht sogar „spezifischen" Zusammenhang? Das ist im Einzelfall sicher schwer zu beurteilen, zumal pauschal und von außen. Wer will sich hier ein eindeutiges Urteil anmaßen?

Natürlich ist der Einfluss unserer Selbstheilungskräfte begrenzt. Bei vielen Krankheiten bedarf es medikamentöser und therapeutischer Unterstützung und vor allem auch einer Eigeninitiative des Patienten, aktiv zu werden und die Gesundheit zu stärken. Doch auch der Glaube, dass einem geholfen wird und man auch selbst zum Heilungserfolg beiträgt, wirkt sich häufig positiv auf den Krankheitsverlauf aus, er ist oft ein entscheidender Schlüssel. Und mal ganz ehrlich: Ohne uns selbst und unsere innere Arbeit geht es wohl kaum beim Gesundwerden. Wer, wenn nicht wir selbst (unser Körper, unsere körpereigenen Prozesse, unser Mut, unser Durchhaltewille etc.) soll denn letztendlich die Heilung herbeiführen? Irgendetwas von uns ist immer beteiligt.

Ob wir daran glauben, gesund zu werden, hat wiederum viel mit unseren Erfahrungen und Einstellungen, mit unserer Lebenshaltung zu tun, mit Fragen der Spiritualität, in letzter Instanz mit den Fragen nach dem Sinn. Sie erinnern sich dran, dass auch *Aaron Antonovsky* die Sinnhaftigkeit im Zusammenhang mit dem Kohärenzgefühl beschrieb, ebenfalls findet sich die Frage nach dem Sinn in den 4 C's (s. Modul 5). Macht mein Leben für mich Sinn, so kann ich vielleicht innere Kräfte besser freisetzen und die Selbstheilung aktivieren. Gefühle von Nicht-Hilflosigkeit, Kontrolle und Nicht-Ohnmacht sind dabei von besonderer Bedeutung. Was man in seinem Leben noch erleben und „erledigen" möchte, das ist von Mensch zu Mensch unterschiedlich. Aber es ist oft der entscheidende Motor für uns.

Übung 7.1: Sinn und Zweck („Meaning and Purpose")

Bitte beantworten Sie für sich nun folgende Frage:

- Was ist mir wichtig, gibt mir und meinem Leben Sinn? (bzw. Was ist für mich sinnvoll, d.h. „sinnstiftend"? Wofür lohnt es sich zu leben? Wovon will ich viel haben? Was inspiriert mich?)

Denken Sie nicht zu lange nach, nehmen Sie sich etwa 5 Minuten Zeit und „finden" Sie, anstatt zu suchen. Es spielt keine große Rolle, ob Sie eine oder 20 „Sachen" aufschreiben.

____

____

____

Wandeln Sie nun die im ersten Teil der Übung gesammelten Antworten in positive Erwartungen bzw. „Beteuerungen“ (Affirmationen) um. Nutzen Sie dazu folgende Sätze:

- „Ich bin ...“
- „Ich kann ...“
- „Ich werde ... sein“
- „Ich werde ... haben“
- „Ich werde ... können“

Formulieren Sie nun an dieser Stelle Ihre Ich-Sätze.

Naturheilkundliche Selbsthilfestrategien

Rosmarin, Zwiebel, Knoblauch oder Lavendel – die Liste von Pflanzen oder anderen natürlichen Extrakten, die als „Omas Hausmittel" eingesetzt werden, kann beliebig fortgesetzt werden. Auch könnte man sie alle in der Rubrik „mit Natur heilen" zusammenfassen. Der Einsatz von Hausmitteln jedweder Art ist praktische Hilfe zur Selbsthilfe. Seit Jahrhunderten überdauern Hausmittel als Volkswissen bzw. Volksmedizin. Vertreter wie Sebastian Kneipp stehen hinter einer Naturheilkunde, die pragmatische und praxisnahe Tipps für die Bevölkerung bereithält. Durch alle Kulturen hindurch gibt es dabei Empfehlungen, welches Mittel wofür geeignet ist. Das Wissen wird über Generationen weitergetragen und angewendet. Schon vor mehreren tausend Jahren hieß es *„Medicuscurat, natura sanat"*. Der Arzt behandelt, die Natur heilt. Dieses Prinzip findet sich nicht nur in der europäischen Naturheilkunde, sondern in praktisch allen bekannten traditionellen Medizin- und Heilsystemen.

Im Folgenden finden Sie einige hilfreiche naturheilkundliche Selbsthilfestrategien, insbesondere was die Stärkung der Gesundheit anbelangt. Es sind ausgewählte Tipps, da ein umfassendes Kompendium nach dem Motto *„Was bei welcher Erkrankung?"* den Rahmen sprengen würde. Deshalb haben wir uns hier zunächst auf kleine Rituale des Alltags konzentriert, die sie gut einbauen können und sollen.

Reinigung und Entgiftung

Wichtige Aspekte der Naturheilkunde sind Reinigung und Entgiftung. Daher ist es eine Überlegung wert, auch in den Tagesablauf einige unkomplizierte Entgiftungsmaßnahmen einzubauen.

- Besorgen Sie sich eine **Nasendusche**. Es gibt Portionsbeutelchen mit Mineralsalz. Lösen Sie dieses Mineralsalz oder (entsprechend zur Größe der Nasendusche) etwas Steinsalz auf. Dafür erst das Salz in heißem Wasser lösen, dann mit kaltem Wasser auf lauwarme Temperatur abkühlen. Das Salzwasser sollte in etwa so salzig wie Tränenflüssigkeit sein, dann entspricht es der Konzentration im Körper und trocknet die Schleimhäute nicht aus. Mit der Nasendusche reinigen Sie die Nasengänge mechanisch. Das befreit sie, befeuchtet sie, versorgt sie mit den Mineralien aus dem Salz. Wer möchte, kann dann die beiden Nasenlöcher noch mit Öl einreiben.
- Kaufen Sie sich eine kleine **Gesichtsbürste** – besonders die Damen – und bürsten Sie das Gesicht vorsichtig ab. Reinigt und fördert die Durchblutung. Eine **Massagebürste** oder ein Massagehandschuh für den Körper leistet die gleichen Dienste. Am besten morgendlich abbürsten, ansonsten so oft sie dran denken.
- Nehmen Sie 1 TL Sonnenblumenöl oder Sesamöl in den Mund und „ziehen" Sie es für 5 Minuten durch die Zähne, man nennt das **Ölziehen**

oder Ölkauen. Das Öl emulgiert mit der Zeit. Es bindet zunächst fettlösliche, danach wasserlösliche Substanzen und reinigt dadurch den gesamten Mundraum. Dies ist nicht nur gut für Zähne und Zahnfleisch, sondern schützt sie eventuell auch vor grassierenden Infekten: Der Mundraum ist eine entscheidende Eintrittspforte für Erreger. Danach die Zähne putzen und die Zunge z.B. mit einem Zungenschaber reinigen, besser noch mit einem Löffel.

Ein Tipp aus Indien und Afrika: Ölen Sie den Körper ein, bevor Sie duschen. Übrig bleibt ein warmer, schützender Film auf der Haut.

Ernährung

Zum Thema Ernährung haben wir schon einiges gehört. Die Naturheilkunde unterstreicht:

- **Achten Sie auch am Morgen darauf**, in Ruhe zu Essen. Ein gutes Frühstück kann Gold wert sein, abends vielleicht einmal nur noch etwas Leichtes essen.
- **Gibt es bestimmte Lebensmittel**, die Sie in Ihre Ernährung einbauen sollten, weil sie eine protektive Wirkung haben? Hier könnte man sicherlich eine große Zahl nennen. Daher auch hier einige ausgewählte Lieblingstipps:
  - **Nehmen Sie regelmäßig Leinöl ein.** Das pflanzliche Öl enthält mehrfach ungesättigte Fettsäuren, es gibt mittlerweile Studien, die zeigen, wie hilfreich Leinöl ist und wie es die unterschiedlichsten Erkrankungen vorbeugt. Das liegt u.a. an der günstigen Zusammensetzung der Fette (siehe auch Modul 4).
  - **Essen Sie regelmäßig „gelb"**, mit Curry oder Curcuma. Curcuma, auch als Gelbwurz bezeichnet, ist ein exzellentes Gewürz, das vor allem die Leber entlastet.
  - **Essen Sie regelmäßig „dunkelrot"**: Aroniabeeren, Holunderbeeren, blaue Trauben, rote Beete, schwarze Johannisbeeren enthalten Anthozyane, Farbstoffe, die als wichtige Antioxidanzen fungieren. Sprich: Sie schützen die Zelle vor dem Angriff freier Radikale, d.h. vor zellulärem Stress, wirken der Alterung entgegen und fördern die Funktion der Zelle.
  - **Essen Sie regelmäßig scharf,** soweit sie es mögen bzw. tolerieren. Senföle in Senf, Meerrettich, Rettich und Radi wirken wie natürliche Antibiotika.
  - **Essen Sie mehr bitter.** Der bittere Geschmack ist aus der Ernährung mehr oder minder verdrängt und die Gemüse wurden durch Zucht „entbittert". Nichtsdestotrotz: Der bittere Geschmack regt Appetit und Stoffwechsel an. Greifen Sie daher zu bitterer Orangenmarmelade, Grapefruitsaft, Artischocken, Radicchio, Chicoree, durchaus auch (ab und zu) zu einem Magenbitter.

- **Essen Sie regelmäßig Ingwer.** Ingwer regt nach ayurvedischem Verständnis das Verdauungsfeuer an und „öffnet die Kanäle". Auch in der traditionellen chinesischen Medizin ist es ein wichtiges „Medikament". Wenn Sie beispielsweise kälteempfindlich sind und leicht frieren, hilft ein Glas warmes Wasser mit einigen kleingeschnittenen Stücken Ingwer, um sie von innen zu erwärmen. Auch bei Übelkeit, zum Beispiel in der Schwangerschaft, wird Ingwer gern eingesetzt.

Bewegung

Jeder weiß, wie wichtig Bewegung ist. Versuchen Sie daher, Bewegung in den Alltag einzubauen, wo immer das geht. Wir haben im Modul 3 schon ausführlich davon gehört. 3.000 Schritte (extra) am Tag wären gut. 10.000 Schritte (insgesamt) noch besser. Auch wer nicht gerne joggt: Versuchen Sie es einmal mit Musik, da läuft es sich gleich dreimal so gut.

Schlaf

Schlaf ist eine der wichtigsten Säulen der Gesundheit. Abschalten, regenerieren, ja sogar lernen und wachsen – all das passiert im Schlaf wie von selbst. Aber nicht jedem gelingt ein solch erholsamer Schlaf. Stress ist einer der wichtigsten Schlafgegner. Wenn wir kämpfen oder fliehen („sollen") und es um unser Leben geht, dann sollen („dürfen") wir nicht schlafen. Das suggeriert uns der Stress. Viele Menschen haben daher Schwierigkeiten mit dem Schlaf, können nicht einschlafen, wachen nachts auf oder am frühen Morgen, haben Albträume, sind trotz Schlaf gerädert. In vielen Fällen gibt es dabei etwas, was ihnen „den Schlaf raubt", z.B. Sorgen oder Probleme. Die kann man zwar nicht völlig abschalten, aber doch etwas dafür tun, ein wenig Abstand zu bekommen und den Schlafraum als „geschützten Raum" zu gestalten. Das fängt schon beim eigentlichen Raum, in dem wir schlafen wollen, an. Ganz konkret heißt das: Achten Sie darauf, dass Ihr Schlafzimmer wirklich nur zum Schlafen genutzt wird. Schauen Sie möglichst nicht im Bett fern oder essen Sie dort nicht. Lüften Sie gut durch und halten Sie den Schlafraum eher etwas kühler (18–19° C sind optimal). Sorgen Sie auch für eine wirksame Verdunkelung des Schlafraumes. Diese entscheidet mit darüber, ob genügend Melatonin ausgeschüttet wird, ein Hormon, dass unseren Schlaf-Wach-Rhythmus koordiniert, sozusagen unser innerer Zeitgeber. Essen Sie nicht zu spät und zu „schwer" bzw. reichhaltig. Schaffen Sie sich kleine Rituale, um den Schlaf einzuleiten. Wenn Sie nicht einschlafen können oder nachts wieder aufwachen: Bleiben Sie nicht mehr als max. 30 Minuten „grübelnd" im Bett liegen, stehen Sie in einem solchen Fall besser auf und beschäftigen sich mit einer ruhigen Tätigkeit (lesen, leise Musik hören, Tee trinken). Vermeiden Sie aber helles Licht oder aufregende „Inputs" (Telefon, Internet, Fernsehen etc.) in der Nacht. Überprüfen Sie Ihre Vorstellungen und Konzepte vom Schlaf. Wie viel Schlaf brauchen Sie wirklich? Geht es wirklich *gar nicht* unter acht Stunden? Und: Gehen Sie bei Schlafproblemen nicht gleich/immer *früher* ins Bett. Sondern erhöhen Sie stattdessen den „Schlafdruck“ und insbesondere die „Schlafeffizienz“, d.h. vermindern Sie die im Bett verbrachte Zeit im Verhältnis zur Schlafdauer, nicht umgekehrt (auch wenn das evtl. erst einmal „kontraintuitiv“ erscheint). Gehen Sie möglicherweise gar *später* ins Bett. Rhythmisieren Sie Ihre Schlafzeiten bzw. den Schlaf-Wach-Wechsel und ändern Sie die entsprechenden Zeiten nicht „mal eben“ um mehrere Stunden, wenn sich das vermeiden lässt (max. 1–1,5 Stunden früher oder später aufstehen, z.B. am Wochenende, sind dagegen okay).

Noch ein paar pflanzenheilkundliche Tipps

Trinken Sie einen Schlaftee, aus Melissenblättern, Hopfenzapfen, Passionsblumenkraut zu gleichen Teilen. 1 TL gehäufte Teemischung auf 200 ml Wasser, 10 Minuten ziehen lassen. Reiben Sie Ihre Füße mit Lavendelöl ein. Oder tropfen Sie etwas davon auf das Kopfkissen. Baldrian kann auch hilfreich sein. Schreiben Sie Tagebuch. Bei ernsthaften Schlafproblemen, die über längere Zeit bestehen, ist es jedoch sinnvoll, sich ärztlichen Rat zu holen.

Weitere Aspekte der Naturheilkunde

Die Naturheilkunde ist sehr vielfältig. Seien Sie neugierig, greifen Sie auf, was die Natur zu bieten hat, in der jeweiligen Jahreszeit. Machen Sie kleine Kuren – z.B. mit ausgewählten (saisonalen?) Nahrungsmitteln, die Sie in Ihrem Essen „betonen“, evtl. auch einmal mit bestimmten Vitaminen (z.B. Vitamin D im Winter) oder Spurenelementen (z.B. Zink in der Erkältungszeit), mit einer anderen Kostform (Müsli oder Getreidebrei zum Frühstück) oder Tees, vielleicht auch einmal mit Heilfasten.

Haben Sie schon einmal daran gedacht, im Frühjahr oder im Herbst Blut zu spenden? Vorausgesetzt, Sie haben keine „schwache“ oder eher fröstelnde Konstitution, kann das gelegentliche Blutspenden durchaus heilsam sein, nicht nur für den Empfänger – ganz unabhängig davon, dass es sich hier auch um einen „altruistischen“ bzw. „prosozialen“ Akt handelt, was für sich auch schon gesund ist. Bekommen Sie genügend Licht am Tage? Frische Luft? Lernen Sie verschiedene Körpertherapien kennen. Lassen Sie sich inspirieren – von der Natur, von Musik, Kunst, schönen Dingen, von anderen Menschen. Entwickeln Sie sich weiter, probieren Sie mal etwas Neues. Sie werden herausfinden, was Ihnen – im wahrsten Sinne des Wortes – fehlt, wenn Sie krank sind. Oder wenn Sie sich einfach fit halten und innerlich stärken wollen. Und darum soll es hier ja in erster Linie gehen.

- **Konstitution:** Achten Sie auf Ihre Konstitution. Dieser Gedanke prägt die traditionelle europäische, asiatische und indische Heilkunde gleichermaßen, ist jedoch in der Medizin unserer Tage etwas verloren gegangen. Es gibt „Wärme-Typen", die sich eher abkühlen müssen, es gibt die ewig Fröstelnden, die warmes Frühstück, warme Suppen, warme Getränke brauchen. Es gibt diejenigen, die schnell in Wallung geraten und öfter einmal innerlich bis 10 zählen sollten. Und es gibt diejenigen, die bei der kleinsten Irritation nervöse Hautausschläge bekommen und nicht mehr schlafen können. Sie brauchen eine „dickere Haut". Will heißen: Nehmen Sie sich wahr. Und nehmen Sie sich ernst. Achten Sie auf Ihre ganz persönlichen Schwachpunkte – den Magen, den Rücken, die Haut – und gehen Sie besonders behutsam damit um. Entwickeln Sie einen Sensor dafür, was Ihnen ganz besonders gut tut: Badewanne, Rückzug, Boxsack, Gespräch. Und setzen Sie dieses Wissen um. Manchmal hilft es schon, einfach „nur" mal 10% weniger zu machen: langsamer zu essen, ruhiger (und vielleicht achtsamer) zu gehen, nicht immer „auf den letzten Drücker" zu sein. Das macht im Moment nur einen kaum merklichen Unterschied, d.h. man wird Sie auch nicht plötzlich als „schlurfig" oder träge „entlarven". In Ihrer persönlichen Tagesbilanz kann es aber bedeuten, dass Sie etwas weniger „erschossen" am Abend nach Hause kommen und auch mehr vom Tag gehabt haben, z.B. weil Sie „präsenter" waren. Probieren Sie es doch einmal aus – ab und zu, einfach so.

- **Feng-Shui für die Seele**: Nicht zuletzt und vor allen Dingen: Versuchen Sie, Groll und Enttäuschung zu überwinden. Üben Sie Dankbarkeit, vergeben Sie sich und anderen, wenn es hilfreich erscheint (und Ihnen möglich ist). Seien Sie mitfühlend (mit sich und anderen). Teilen Sie sich mit und nehmen Sie Anteil: *Glück kommt selten allein!* wie es Eckart von Hirschhausen, der „Facharzt für Glück", so treffend formuliert hat.

Vorbeugung und Behandlung von Beschwerden

Zur Abwehr grassierender Infekte: Das „Ölziehen" wurde schon besprochen. Es scheint eine effektive Methode der Keimreduktion im Mund-Rachenbereich zu sein. Überhaupt: Trinken Sie viel und regelmäßig. Händewaschen ist ebenfalls sehr wichtig und wird heute in einem Zeitalter, in dem sehr viel mit der Hand gegessen wird, unterschätzt. *Cystuskraut (Zistrose)* hat antivirale Eigenschaften und kann sehr gut auch vorbeugend als Tee getrunken werden. *Sanddorndicksaft oder Acerolasaft* sorgt für die Vitamin C-Zufuhr. *Honig* ist sehr gesund und hat ebenfalls ein antivirales und antibakterielles Potenzial.

- **Erkältung**: Gute Ernährung, Bewegung an frischer Luft, Klimawechsel und das kurze kalte Duschen nach dem morgendlichen gemütlichen warmen Duschen stärken die Gesundheit allgemein. Zur Vorbeugung von Erkältungen und grippalen Infekten gerade im Winter können Sie auf die dunkelroten Säfte zurückgreifen, hier vor allem den *Holunderbeersaft*, außerdem Vitamin C in Form von *Sanddorndicksaft* oder *Acerola*. Machen

Sie, wenn eine Erkältung sich anbahnt, regelmäßig ein warmes Fußbad, das darf auch vor dem Fernseher sein. Setzen Sie bei Erkältung in erster Linie auf Ruhe und Wärme. Zum Beispiel mit einem temperaturansteigenden Fußbad (heißes Wasser zulaufen lassen, Badedauer ca. 10 Minuten), dann ins Bett, gut zudecken, schwitzen. Lassen Sie dem Körper Zeit, sich mit Infekten auseinanderzusetzen. Nutzen Sie die Bettwärme als wirksame Waffe gegen Viren. Trinken Sie viel, zum Beispiel einen Heilpflanzentee: mit *Holunderblüten* zum Schwitzen, *Thymian* als antibakteriell und krampflösende Hustenpflanze, ein bisschen *Süßholz* zum Schleimlösen, außerdem *Eibischwurzel* bei Reizhusten, am besten alles in einer Mischung mit einem großen Löffel *Honig*.

- **Magen-Darm-Probleme**: Magen-Darm-Probleme können „nervös" bedingt sein – oder dadurch, dass Sie durch den Stress zu hastig essen, zu viel Kaffee trinken, zu viel Süßkram. Beiläufig gegessene Brote am Rechner sind nicht ganz das Optimale, eisen Sie sich von Ihrem Arbeitsplatz los und nehmen Sie sich etwas Zeit. Kauen Sie gründlich. Und achtsam (siehe auch Modul 4). Kauen Sie nach dem Essen eventuell eine *Mischung aus Kümmel-, Anis- und Fenchelsamen*, wer mag, auch noch *Koriandersamen*. Bei Sodbrennen können Sie einige Mandeln kauen. Bei Magenschleimhautentzündung trinken Sie *Kamillentee* (*Pfefferminztee* eher bei Krämpfen und Problemen mit der Fettverdauung). Gegen Verstopfung trinken Sie morgens ein Glas lauwarmes Wasser auf nüchternen Magen. Bei starker Verstopfung und Entzündungen des Magen-Darm-Traktes nehmen Sie Flohsamen ein, die es auch als aromatisierte Präparate im Reformhaus gibt. Wichtig dabei: Viel Wasser nachtrinken und nicht zu viel Flohsamen auf einmal, sonst gibt es leicht Blähungen.
- **Rückenschmerzen**: So viele tolle Heilmittel es auch im Bereich Naturheilkunde gibt: Das A und O bei Rückenschmerzen ist Bewegung bzw., dass man nicht zu lange in einer Position verharrt. Die Muskulatur muss gestärkt werden. Unterstützend können Sie mit *Beinwellsalbe, Aconitöl* gegen die Schmerzen vorgehen, Wärmesalben helfen gut bei Muskelverspannungen im Nacken, hier auch thermische Wärme wie ein Kirschkernkissen. Achten Sie auf Ihre Haltung. Und besuchen Sie einen *Osteopathen oder Manualtherapeuten*, wenn es gar nicht besser wird. Die Statik des Rückens (die sogar mit dem Zahnhalteapparat in Verbindung steht) muss ausgerichtet werden, sonst doktern Sie immer nur an Symptomen herum. Aber vor allem: *Entspannen Sie regelmäßig!* Achten Sie auf Ihren Alltagsstress. Haben Sie Ruhephasen, machen Sie Minis (siehe oben). Und: Denken Sie auch an die Freude (und Freunde), den Spaß im Leben, an Humor, das Loslassen. Das hilft – nicht nur dem Rücken. Und gehen Sie nicht immer mit dem Kopf durch die Wand. Lassen Sie sich helfen. Manchmal ist es dabei auch hilfreich, die Stressempfindlichkeit oder Nervosität mit pflanzlichen Mitteln (z.B. Johanniskraut, Baldrian) für eine gewisse Zeit („kurartig") etwas abzumildern.

- **Blasenentzündung**: Ein leidiges Thema, aber vermutlich gerade den weiblichen Leserinnen gut bekannt. Zunächst einmal: *Beugen Sie vor.* Halten Sie die Füße warm. Pumps und Nylons bei Minusgraden muss heute nicht mehr sein, sonst schreit die Blase auf. Nierenwärmer wirken zwar etwas unsexy, sind aber schön warm und schützen unser Organ der „Lebensenergie“: die Niere. Durch *Cranberries* haben es die Keime schwer, sich an der Schleimhaut anzuheften. Nehmen Sie (möglichst ungesüßten) Saft ein. Trinken Sie viel warmen Tee, wenn es doch zu einer Blasenentzündung gekommen ist. Verdünnen Sie einige Tropfen *Eukalyptusöl* in fettem Öl, erwärmen es in einem Löffel über einer Kerze leicht und reiben Sie damit Ihren Unterleib ein. Dann Wärmflasche drauf. Auch ein warmes Sitz- oder Dampfbad kann sehr hilfreich sein.

Das ist nur eine kleine Auswahl konkreter Maßnahmen. Es gibt noch viel mehr spannende Dinge, die man selbst tun kann. Die Welt der Heilkunde bietet enorm viele Möglichkeiten, unter denen für jeden etwas dabei ist – ob es sich um die eher praktischen und sinnlichen Anwendungen der Pflanzenheilkunde, der Aromatherapie, der Hydrotherapie handelt, um die vielen Facetten der Ernährungslehre, den speziellen Ansatz der Homöopathie, die vielen großartigen Möglichkeiten der Bewegungstherapie. Sich hier etwas auszukennen und zu wissen, wie man sich selbst etwas Gutes tun kann und im Krankheitsfall die Gesundung unterstützen kann, ist nicht nur praktisch und hilfreich. Es verstärkt zudem die Autonomie, die innere Freiheit. Und das ist ein gutes Gefühl.

Aber bitte nichts übertreiben und die eigenen Behandlungsmaßnahmen auch mit dem behandelnden Arzt besprechen, wenn Sie sich in regelmäßiger ärztlicher Betreuung befinden. Der Körper hat es lieber, wenn Maßnahmen aufeinander abgestimmt sind; es gibt Risiken und Interaktionen.

Mit den naturheilkundlichen Selbsthilfestrategien haben Sie nun weitere Möglichkeiten kennengelernt, um den „inneren Arzt“ in Ihnen zu unterstützen. Wir kommen in diesem Manual auf diese Form der Selbsthilfe zurück, weil die gesamte Mind-Body-Medizin auf der Stärkung der eigenen Gesundheitsressourcen und damit dem Selbsthilfe-Potenzial aufbaut. Erinnern Sie sich an das dritte Stuhlbein aus der Einleitung? Und was liegt da näher, als in diesem Zusammenhang auch die Erkenntnisse einer traditionellen Selbsthilfe-Medizin wie der Naturheilkunde mit einzubeziehen. Mit jedem Modul füllt sich damit der „Bauchladen“ für praktische Hilfen zur Selbsthilfe etwas mehr und erweitert das Repertoire an Strategien, die wir zur Verfügung haben. So gewinnen wir Vertrauen – zu den Kräften in und außerhalb unserer selbst. Und das wiederum schafft Zutrauen, stärkt das „Nicht-Ohnmachts-Gefühl“, von dem hier schon so oft die Rede war. Der dafür notwendige Raum (und die Zeit) werden aber durch chronischen Stress sowie durch ein chronisches „Nichtanwesend-“ oder „Getrieben-Sein“ bedroht. Und, auf der anderen Seite, durch „Anwesend-Sein“ und Achtsamkeit gestärkt. So schließt sich ein Kreis: Seien Sie achtsam und nehmen Sie wahr, was Sie brauchen, was Ihnen *jetzt* gut tut. Das ist nicht egoistisch! Gehen Sie z.B. auf Ihren täglichen Wegen einmal bewusst 10% langsamer. Kürzen Sie einfach mal Ihren Energieverbrauch (gerade den, der vermeintlich mit Stress und „Hetze“ in Verbindung steht) um 5%. Oder ersetzen Sie den Stress durch ausgleichende Bewegung. Es ist *Ihre* Entscheidung!

Take home messages

In der Naturheilkunde – wie in der Mind-Body-Medizin – geht es um Regulation. Um Selbsthilfe und Selbstheilung und das Nutzen und Einbringen unserer eigenen „natürlichen“ Potenziale. Doch dafür braucht es Raum und Zeit, wofür wir selbst zu sorgen haben. Gelegentlich sollten wir daher bewusst innehalten – aber auch *Halt finden*. Da kann der Glaube oder die inspirierende Kraft der Natur hilfreich sein – auch „Omas Hausmittelchen“. Nicht für alles brauchen wir einen Arzt, Therapeuten oder ein Rezept. Wir besitzen so etwas wie einen „inneren Arzt“, der kann und darf uns sehr wohl unterstützen.

Fallbeispiel

Die Studentin Michaela R. berichtet über die Hausaufgabe „Journalling“ im vergangenem Modul folgendes Erlebnis: „Am Anfang war mir nicht ganz klar, welchen Sinn das Journalling macht. Aber ich habe mich darauf eingelassen und es einfach ausprobiert. Ich habe es an vier Abenden kurz vor dem Schlafengehen gemacht. Erstaunlicherweise ist mir das Einschlafen viel leichter gelungen. Ja, ich konnte sogar ohne Musik einschlafen. Es hat mir geholfen, meine Gedanken zu ordnen und den Tag abzuschließen. Ich fühlte mich morgens beim Aufwachen erholter. Und jetzt noch immer irgendwie gestärkt.“

Hausaufgabe 7.1: Entspannungsantwort (täglich)

Wahrscheinlich würden Sie es vermissen, wenn wir Sie an dieser Stelle nicht auf das Üben der Meditation hinweisen würden. Sicherlich beginnen Sie nun mehr und mehr zu verstehen, warum Meditation bzw. das Durchführen einer Entspannungstechnik in diesem Manual eine so große Rolle spielt. Auch spüren sie nun nach mehrwöchiger Übungspraxis sicher erste Erfolge, seien sie noch so klein. Bleiben Sie am Ball.

Welche Erfahrungen haben Sie in dieser Woche mit der Entspannung gemacht?

Tag 1: ______________________________

Tag 2: ______________________________

Tag 3: ______________________________

Tag 4: ______________________________

Tag 5: ______________________________

Tag 6: ______________________________

Tag 7: ______________________________

Hausaufgabe 7.2 und 7.3: Minis (mehrfach) sowie „Neues und Gutes“

Auch diese Hausaufgabe darf nicht fehlen. Wann wollen Sie in der kommenden Woche Mini-Entspannungen in Ihrem Alltag unterbringen? In welchen Situationen sind Sie für Sie gut anwendbar und hilfreich? Nehmen Sie auch bewusst das „Neue und Gute“ in den kommenden Tagen wahr.

____

____

____

____

____

Hausaufgabe 7.4: Witze

Lachen ist gesund! Wann haben Sie zuletzt „herzhaft“ gelacht? Lassen Sie sich von einem Menschen in Ihrer Umgebung Witze erzählen und zaubern Sie einem anderen Menschen mit einem Witz ein Lächeln ins Gesicht. Es lohnt sich!

Modul 8
Rückfallprävention

Sie haben es geschafft! Herzlich willkommen im achten und damit letzten Kursmodul dieses Manuals. Nun ist es an der Zeit, dass Sie sich selbst einmal auf die Schultern klopfen. Beglückwünschen Sie sich an dieser Stelle, dass Sie das Manual bis zum Schluss durchgearbeitet haben!

In diesem Kapitel wird noch einmal ein umfassender Rückblick zu den vergangenen Kapiteln gegeben. Hauptthema wird aber sein, wie Sie Rückfälle in gewohnte Verhaltensmuster verhindern können, Sie sozusagen einen „Fallschirm" aufspannen können, um nicht ungebremst wieder zum Ausgangspunkt zurückzukehren. Oder anders gesagt: Wie Sie sich auch im Alltag ein „dickes Fell" aufbauen bzw. es beibehalten können.

Fazit zum Kurs

Lassen Sie uns an dieser Stelle noch einmal einen Blick auf die vergangenen Module werfen. Im Mittelpunkt dieses Manuals steht das Thema Stress und seine individuelle Bewältigung – im Alltag, dort wo der Stress für die meisten von uns entsteht und sichtbar wird. Mit den Instrumenten der Mind-Body-Medizin wollten wir Sie einladen und ermutigen, aktiv zu werden für Ihre eigene *Stressresilienz und Stressmanagement-Kompetenz*. Dabei ist der Dreh- und Angelpunkt dieses Ansatzes die Selbstheilungs- und Selbsthilfe-Fähigkeit, d.h. die *Autoregulation*, die sich inzwischen auch in wissenschaftlichen Untersuchungen als wichtiger Pfeiler einer ganzheitlichen und integrativen Gesundheitsfürsorge gezeigt hat. Es geht uns hier darum – ganz gleich, wo Sie im Moment bezüglich Ihres individuellen Gesundheitszustandes stehen –, das Gesunde in uns zu wecken, es zu stärken oder zu schützen. Die Widerstandsressourcen und Potenziale einzubeziehen und aufzubauen, vermeidbare Belastungen zu erkennen und abzubauen. Das ist keine Medizin im Sinne eines Beseitigens von krankhaften Zuständen, (was sie auch nicht zu ersetzen versucht), sondern eine *„Selbstfürsorge-Medizin"*, die eine gute Ergänzung im Alltag zu all den anderen Dingen sein kann, die wir ohnehin schon für unsere Gesundheit tun oder die wir von unserem Arzt, Therapeuten oder Gesundheitsberater empfohlen oder „verordnet" bekommen haben. Von Anfang an haben wir hierfür das Bild des „Bauchladens" vorgeschlagen, in dem Sie selbst nach und nach Methoden sammeln, die zu Ihnen passen und die, auf der Basis wissenschaftlicher Untersuchungen, nachweislich helfen, mit Stress kompetenter umzugehen und sich insgesamt zu stärken. Die „Komposition" derjenigen Verfahren und Methoden, die Sie letztlich aus diesem Kurs bzw. Manual für sich auswählen, um sie dann beizubehalten und weiterzuentwickeln, charakterisiert Sie ganz persönlich und zeigt an, wo Sie für sich Potenziale und Andockstellen für eine bessere Stresskompetenz im Alltag erkennen. Dabei sollte die Machbarkeit eine wichtige Richtschnur sein.

Am Anfang dieses Manuals haben wir über das Bild des Löwen und der Antilope, dem *Stressor* und der *Stressreaktion*, gesprochen. Die Begegnung der beiden Tiere verdeutlicht die Kampf-oder-Flucht-Reaktion: Die Antilope flieht oder kämpft – letzteres vielleicht nicht mit dem Löwen, aber mit einem anderen Gegner. Beim Fliehen (und beim Kämpfen) laufen bestimmte Reaktionen bei der Antilope ab. Heute ist es zwar nicht der Löwe, der uns in Stress versetzt, es laufen jedoch die gleichen Mechanismen auch bei uns Menschen ab. Sogenannte Stresswarnsignale zeigen uns an, dass dies passiert, dass wir also gerade (oder dauerhaft) unter Stress stehen. Sie können auf ganz unterschiedlichen Ebenen auftreten. Von schwitzenden Händen, über Verspannungen und Schlafprobleme, bis hin zur Verdauungsbeschwerden, Kopfschmerzen, Konzentrationsschwäche oder Reizbarkeit: Stress – und die *„Stressantwort"* des Körpers – äußern sich vielfältig. Doch die gute Nachricht ist, dass es zu dieser Stressantwort einen Gegenspieler gibt: die *Entspannungsantwort*, die beim regelmäßigen Üben eines Entspannungsverfahrens hervorgerufen wird. Bei der Entspannungsantwort laufen ebenfalls ganz bestimmte Prozesse im Körper ab – die die Stressantwort regulieren und ausgleichen. Die Entspannungsantwort ist ein wichtiges Instrument der Stressbewältigung und begleitet Sie deshalb auch durch das gesamte Manual. Im dritten Modul füllte sich Ihr Bauchladen zur Stressbewältigung mit *Achtsamkeit*, dem „Anwesenheits-Prinzip", und *Bewegung* als Motor zum Stressabbau. Die Achtsamkeit ist gleichsam eine Haltung, die auch quer durch alle Module hindurch gesehen und empfohlen werden kann: Seien wir da, anwesend, realistisch, verbunden, bewusst und einfach präsent. Und akzeptieren wir die Dinge, die wir akzeptieren müssen (oder sollten), auch um unsere Ressourcen zu fokussieren und aufzusparen für die Dinge, die wir lösen, angehen, aktiv bewältigen oder „zielorientiert aussitzen“ können. Allein schon durch dieses „Sinnlich-Werden“, das Genießen, vor allem aber das Sein im Hier und Jetzt, wird sich der Stress häufig vermindern, denn i.d.R. sind wir *im Moment* eben nicht an Leib und Leben bedroht. Und wenn das doch der Fall ist, dann ist es umso besser, wenn wir mit unseren Gedanken ganz hier und nicht woanders sind.

In unserem Manual folgte dann an dieser Stelle, nach dem Exkurs zur Achtsamkeit, ein Einblick in die *gesunde Ernährung* am Beispiel der mediterranen Mittelmeerkost. Auch die Ernährung kann und sollte, zumindest *dann und wann*, achtsam „betrieben“ werden. Und ebenso wie die Bewegung oder Entspannung kann sie als wichtiger Einflussfaktor im Kontext von Stress und Stressbewältigung erkannt werden. So hatten Sie bereits nach dem vierten Modul drei wichtige Säulen des BERN-Modells, dem ein multimodales Verständnis von Stressmanagement zugrunde liegt, kennengelernt: *„E“ für* „**E**xercise“ (Bewegung), *„R“* für „**R**elaxation“(Entspannung) und *„N“ für* „**N**utrition“ (Ernährung). Die vierte Säule, die für *„B“ wie* „**B**ehavior“ und damit für das Verhalten steht, wurde in zwei Kapiteln thematisiert: Sie lernten kennen, warum sich unser *soziales Netz* stressmindernd auswirken kann. Und wie *Sprache* und Ausdruck mit den dahinterstehenden Einstellungen oft stressverstärkend wirken – oder eben stress*reduzierend*, wozu auch der kreative – oder gar „spielerische“ – Einsatz von Sprache und Ausdruck zählt. Schließlich thematisierte das vergangene Kapitel *Selbsthilfe* bzw. Selbstheilung und damit zum einen ganz praktische Verhaltensmaßnahmen und naturheilkundliche Empfehlungen, aber auch Dinge wie Glaube und Vertrauen, z.B. in die eigenen inneren Ressourcen und die eigene Regulationsfähigkeit.

Übung 8.1: Fazit

Beantworten Sie kurz für sich selbst: Was nehme ich aus dem Manual für mich mit? Was war gut für mich? Was hat mir geholfen? Was will ich beibehalten?

____

____

____

____

____

____

____

Übung 8.2: Der Fallschirm als Rückfallschutz

Im Folgenden finden Sie einige wichtige Tools, Begriffe oder Aussagen, die Ihnen in diesem Manual begegnet sind. Bitte markieren Sie diejenigen, die Ihnen persönlich im Alltag helfen könnten oder die schon jetzt zu Ihrem individuellen Fallschirm – zum Abbremsen des „freien Falls" in stressigen Zeiten – gehören (bitte ergänzen Sie eigene, weitere Ansätze):

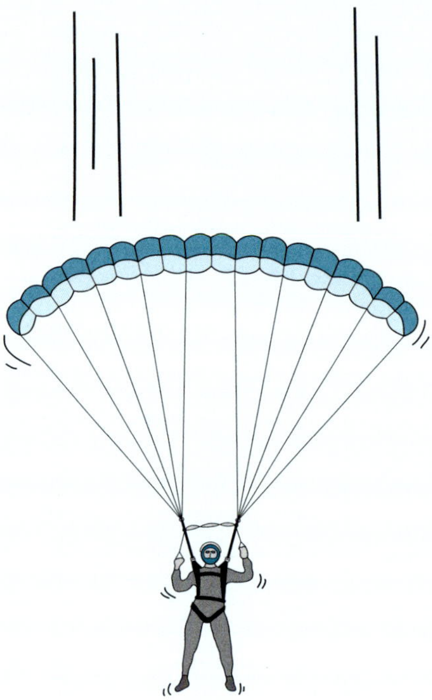

Minis
Neues und Gutes
Achtsamkeit
Kontrolle
klarer und ruhiger sein (Entspannungsantwort)
im Moment sein
Entspannung
innere Einkehr
Atmung
Positivität/Freude (Optimismus, Realismus)
Prioritäten
Zeitmanagement
Nicht-Hilflosigkeit
Bewegungskonto
Bewegung
Ernährung/Genuss
mediterrane Kost
Verhalten/Denkmuster
SARW-Technik
Coping
gedankliches Umstrukturieren
Kann man das auch anders sehen?
Hilft mir das?
Ist das wirklich so?
Sprache und Ausdruck
Kreativität
Glaube und Spiritualität
Soziales Universum
Du kannst immer etwas machen!
Du bist nicht allein!
Sieh das Positive!
Humor/Lachen sind erlaubt!
Es darf mir gut gehen!
...

Beispiel: Auf die Frage, was jeder Kursteilnehmer aus dem Kurs mitnimmt, antwortet der Student Marcel K.: „Wichtig war für mich die Erkenntnis, dass man sich den meisten Stress selbst macht. Jetzt sage ich immer zu mir selbst: Atme, du wirst die Herausforderung schon schaffen. Manches verschwindet auch wieder von allein oder ist dann am Ende gar nicht so schlimm. Auch habe ich gelernt, dass es gut ist, wenn ich mir für mich selbst Zeit nehme. Ich brauche dabei nicht immer ein schlechtes Gewissen zu haben."

Übung 8.3: Meine Schutzquelle(n)

Diese Übung ergänzt die Kraftquellen-Übung aus Modul 1. Bitte beantworten Sie hier, wer oder was Sie beschützt. Wer oder was passt auf Sie auf? Gehen Sie dem Bild des „Beschützens" nach. Dabei muss es sich nicht nur um fremde Schutzquellen handeln: auch Sie selbst können sich beschützen.

Übung 8.4: Selbstbildnis

Um sich selbst und seine Belange wahrnehmen zu können, ist es sinnvoll, sich zunächst seiner selbst bewusst zu werden. Nutzen Sie Farben und Formen nach Belieben und zeichnen hier Ihr gesundes, geschütztes/beschütztes, kraftvolles und stressresistentes Selbst. Zeichnen oder malen oder beschreiben Sie abstrakt oder konkret, als Bild oder als Text oder in einzelnen Begriffen und Wörtern – was immer gerade für Sie passt und Ihnen einfällt.

(Wenn Ihnen diese Vorstellung schwer fällt, dann denken Sie an jemanden, den/die Sie als geschützt, selbstbewusst [im wahrsten Wortsinn] und stressresistent ansehen. Bringen Sie zu Papier, was gerade vor Ihrem inneren Auge entsteht. Seien Sie möglichst spontan, suchen Sie nicht. Alles ist erlaubt!)

Stolpersteine und Gegenmaßnahmen

Vielleicht haben Sie sich schon im Kursverlauf das eine oder andere konkrete Ziel gesetzt. Und vielleicht haben Sie auch schon gemerkt, dass es nicht immer gelingt, die Dinge mit gleichbleibender Regelmäßigkeit umzusetzen. Das ist völlig normal. Es geht ja in erster Linie um einen Prozess, um den Weg also. Um einen neuen Weg tatsächlich zu gehen, ist es hilfreich, ein Ziel oder eine Vision vor Augen zu haben, etwas, das einen motiviert und immer wieder neu die Richtung anzeigt, in die man gehen will. Diese Vision darf ruhig etwas übertrieben oder mutig sein, sie ist ja zunächst ein Fernziel am Horizont, das den inneren Kompass ausrichtet. Für die konkrete Umsetzung ist so eine Vision häufig aber nicht gut geeignet. Dafür eignen sich kleinere, realistische Teilziele besser, die man dann auch ganz konkret erreichen kann und die ermutigen, weiterzumachen. Die Übungen 8.5 und 8.6 können Sie nutzen, um sich auf die nächsten Schritte auf Ihrem weiteren Weg vorzubereiten.

Übung 8.5: Schritt für Schritt zum Ziel

Folgende Fragen helfen, eine Vision zu formulieren und dann auf konkrete handhabbare Teilziele herunter zu brechen:

1. Formulieren Sie ein Ziel oder eine Vision positiv und aktiv
   (*Beispiel:* statt „Ich will mehr Zeit für mich haben." könnte das Ziel lauten: *„Ich werde trotz meiner hohen Arbeitsbelastung mehr Bewegung in meinen Alltag bringen."*)

   ____

   ____

   ____

   ____

2. Formulieren Sie das Ziel so realistisch, konkret und überprüfbar wie möglich
   (*Beispiel:„Ich werde trotz meiner hohen Arbeitsbelastung zwei Mal in der Woche einen halbstündigen Spaziergang machen."*)

   ____

   ____

   ____

   ____

   Machen Sie kleine Schritte. Fangen sie mit einem Spaziergang an, nicht direkt mit dem Lauftraining zum Marathon, einem Glas Wasser am Tag und nicht gleich zwei ganzen Flaschen. Nehmen Sie sich eine Veränderung vor, evtl. zunächst nur wenige Male in der Woche, und steigern sie diese in kleinen Schritten.

3. Wie könnte ein erster kleiner Schritt (Teil-Ziel) in Richtung Zielerreichung aussehen?

4. Wie könnten weitere, sich anschließende Teilziele lauten?

5. Woran werden Sie merken, dass Sie Ihr (Teil-)Ziel erreicht haben?

6. Was wird sich in Ihrem Leben verändern, wenn Sie Ihr Ziel erreicht haben?

7. Wie wird Ihr Umfeld reagieren, wenn Sie Ihr Ziel erreicht haben?

Übung 8.6: Hindernisse und Gegenmaßnahmen

Nehmen Sie sich auch die Zeit, sich mit den bislang eingetretenen und in Zukunft erwarteten Hindernissen auf dem Weg zu Ihren Zielen zu beschäftigen. Denn diese Hindernisse sind es, die das feste Einbauen neuer Gewohnheiten in Ihren Alltag erschweren. Seien Sie ehrlich zu sich selbst und malen Sie sich mögliche Stolpersteine realistisch aus. Mithilfe der folgenden Tabelle können Sie sich konkrete (Gegen-)Maßnahmen überlegen, die Ihnen helfen können, Ihr Ziel dennoch zu erreichen.

Hier ein Beispiel:

Ziel:

- dienstags und donnerstags nach der Arbeit 30 Minuten walken

Barrieren:

- Es regnet und ich habe keine Lust mehr.
- Es kommt ein spannender Film im Fernsehen.
- Eine Freundin ruft an und möchte vorbeikommen.

Gegenmaßnahmen:

- Ich erinnere mich ganz bewusst daran, wie gut ich mich jedes Mal nach dem Walken fühle.
- Ich stelle mir vor, wie stolz ich auf mich sein werde, wenn ich mich jetzt trotzdem aufraffe.
- Ich frage meine Freundin, ob Sie mitkommt.
- Ich belohne mich nach dem Walken mit ...
- Ich besorge mir eine gute Regenjacke und wasserfeste Joggingschuhe.
- Ich schaue mir den Film im Internet/als DVD an.

Ziel (z.B. 30 min Walken Di und Do)	Hindernis (z.B. keine Lust)	Gegenmaßnahme (z.B. mit Anne verabreden)

Erinnerung an Dinge, die Ihre Widerstandskraft und Stressresistenz stärken

1. Üben Sie die Entspannungsantwort täglich. Nehmen Sie sich Zeit für einen Moment der inneren Einkehr.
2. Machen Sie „Mini-Entspannungen“ so oft wie möglich.
3. Praktizieren Sie täglich „Neues und Gutes“.
4. Tun Sie sich selbst bewusst etwas Gutes, mindestens einmal pro Woche.
5. Bewegen Sie sich regelmäßig. Vermeiden Sie dabei möglichst sehr starke, erschöpfende Übungen; machen Sie lieber täglich einen (achtsamen) Spaziergang in moderater Geschwindigkeit.
6. Registrieren Sie, was Sie essen. Seien Sie besonders aufmerksam, wenn Sie viel des Nachfolgenden konsumieren: Koffein, Zucker (auch künstliche Süßstoffe), Fette, Nikotin, Alkohol
   Vielleicht notieren Sie diesen Konsum auch einmal schriftlich, um einen besseren Eindruck davon zu bekommen, was Sie so zu sich und in sich aufnehmen. Übrigens: Auch ein guter Tipp, um seine anderen Ernährungs- und Konsumgewohnheiten kennenzulernen.
7. Seien Sie sich des Augenblickes gewahr, üben Sie sich in Achtsamkeit im Alltag: beim Essen, Gehen, Kochen, Putzen, Lieben, Sprechen. Lernen Sie, im Hier und Jetzt zu sein, nicht in der Vergangenheit und nicht in der Zukunft – zumindest nicht ständig. Seien Sie häufiger einfach da, auch „bei Besinnung“, „zu Hause“, haben Sie gelegentlich „eine Verabredung mit sich selbst“!
8. Lernen Sie wahrzunehmen, wie Sie sich fühlen und wie sich Ihre Gefühle körperlich ausdrücken.
9. Werden Sie sich Ihrer automatischen negativen Gedanken bewusst. Wenn Ihnen gewahr wird, dass Sie ängstlich oder aufgeregt sind, halten Sie an, atmen Sie tief ein, sehen sich den Gedanken genau an und entscheiden dann, ob er wirklich wahr ist und welche Möglichkeiten Sie haben, auf ihn zu reagieren.
10. Wenn Sie sich durch ein Gespräch oder ein Ereignis aufgerieben fühlen, schreiben Sie Ihre Erfahrungen, Eindrücke und Gefühle auf. Ziehen Sie auch in Betracht, für eine Zeit ein Tagebuch Ihrer Gedanken und Gefühle zu führen. Setzen Sie sich dafür jedoch einen festen täglichen Zeitrahmen. Beispielsweise 10 Minuten vor dem Schlafengehen.
11. Vermeiden Sie um sich selbst kreisende „Grübeleien“ und „Geschichten“. Vielleicht hilft es Ihnen ja, wenn Sie sich bewusst machen: Es ist nur eine Geschichte. Meistens aus der Vergangenheit oder Zukunft. Selten ist es das, was in diesem Moment tatsächlich passiert. Und: Sie können jederzeit aus der Geschichte herausgehen, wenn Sie sich dafür entscheiden.
12. Hören Sie (wirklich) zu, wenn jemand mit Ihnen spricht, schenken Sie ihm Ihre ungeteilte Aufmerksamkeit.

13. Wenn Ihre Müdigkeit und Abgeschlagenheit immer stärker werden, denken Sie daran, Ihre Kräfte einzuteilen. Denken Sie auch an ausreichenden Schlaf.
14. Achten Sie auf die Menschen, die Ihnen wichtig sind. Verbringen Sie Zeit mit Ihnen, teilen Sie Erlebnisse und Erfahrungen. Erhalten Sie Freundschaften oder bauen Sie neue Freundschaften auf. Denken Sie daran, mit den Ihnen nahestehenden Menschen nicht nur Ihre Sorgen, sondern auch Ihre Freuden zu teilen.
15. Nehmen Sie die kleinen Freuden, den Humor in Ihrem Alltag wahr. Auch wenn man das manchmal nicht glauben mag: Gibt es nicht doch immer etwas zu lachen?

Übung 8.7: Was ich mir wünsche

Die letzte Übung dieses Manuals geht der Frage nach, was Sie sich für die nächste Woche und/oder in 5 bzw. 10 Jahren wünschen. Ihre Wünsche beziehen Sie dabei auf 8 verschiedene Kategorien.

Nennen Sie bitte maximal 3 Dinge pro Kategorie. Sie dürfen dabei ruhig ein bisschen „spinnen" oder träumen ... – schließlich handelt es sich hier um einen „Wunschzettel"!

Das wünsche ich mir *nächste Woche:*

- Arbeit, Karriere, Ausbildung

___

___

- Beziehungen, Familie, Freunde, Sozialleben

___

___

- Kreativität, Kunst

___

___

- Spaß und Spiel

___

___

- Gesundheit

___

___

- Materielle Dinge

____

____

- Spiritualität, Glaube, Sinn

____

____

- Hilfe für Andere, Ehrenamt

____

____

Das wünsche ich mir *in 5 bzw. 10 Jahren*:

- Arbeit, Karriere, Ausbildung

____

____

- Beziehungen, Familie, Freunde, Sozialleben

____

____

- Kreativität, Kunst

____

____

- Spaß und Spiel

____

____

- Gesundheit

____

____

- Materielle Dinge

____

____

- Spiritualität, Glaube, Sinn

____

____

- Hilfe für Andere, Ehrenamt

____

____

Take home messages

Es gibt nichts Gutes, außer man tut es! Und ergänzend zum Thema Stress und dem Umgang damit könnte man noch anfügen: ... und man lässt das Ungute!

Die in diesem Manual vorgestellten Bausteine der Stressbewältigung kann man dabei als „kondensierte Methode" oder auch als „Rezept" folgendermaßen zusammenfassen. Ihr „innerer Arzt" kann sich diese gerne selbst „verordnen":

REZEPT zur Gesundheitsfürsorge

A) Positives Denken, Handeln und Sprechen ☐

B) 30 Minuten Bewegung täglich ☐

C) 20 Minuten innere Einkehr (Entspannung) täglich ☐

D) Achtsamkeit im Alltag ☐

E) Mediterrane Kost, achtsames Essen, genießen... ☐

F) Glaube, Spiritualität, Zutrauen ☐

G) Soziales Netz ☐

H) Spaß und Freude ☐

Hausaufgabe 8.1: Innere Einkehr

Um die Stressresistenz zu stärken, sollte man ab und zu reflektieren und eine „innere Einkehr" vornehmen. Schauen Sie zurück und halten Sie sich die einzelnen Module noch einmal vor Augen. Überfliegen Sie die einzelnen Seiten dieses Manuals noch einmal und ergänzen gegebenenfalls noch fehlende Aufgaben, Übungen oder Hausaufgaben. Vielleicht ist das achtsame Mahl, Journalling, Poetry oder die Road Map noch offen? Weiterhin sollten Sie sich zur „Selbst-Kontrolle" unbedingt Ihr Stresslog und die Stresswarnsignale aus Modul 1 noch einmal vornehmen: Können Sie Veränderungen feststellen im Vergleich zum ersten Modul?

Hausaufgabe 8.2: Entspannungsantwort (täglich)

Auch zum Abschluss dieses Manuals geben wir Ihnen die Empfehlung mit auf den Weg, täglich ein Entspannungsverfahren oder eine Meditationsübung durchzuführen. Führen Sie diese Woche Ihre Entspannungspraxis noch ernsthaft zu Ende. Vielleicht übernehmen Sie die Entspannung (oder ‚Zeiten der bewussten inneren Einkehr') ja auch danach als festes Ritual in Ihren Alltag? Es lohnt sich!

Welche Erfahrungen haben Sie in dieser Woche mit der Entspannung gemacht?

Tag 1: ______________________________

Tag 2: ______________________________

Tag 3: ______________________________

Tag 4: ______________________________

Tag 5: ______________________________

Tag 6: ______________________________

Tag 7: ______________________________

Zum Abschluss ...

Sie sind nun tatsächlich am Ende dieses Manuals angelangt. Betrachten Sie auch diese Woche noch einmal mit Ernsthaftigkeit und denken Sie an Ihr Commitment, d.h. Ihre „Selbstverpflichtung" vom Anfang, und geben Sie jetzt, kurz vor der „Ziellinie", nicht auf.

Sollten Sie das Gefühl haben, alles zu *Ihrer* Zufriedenheit erledigt zu haben, heißt es nun: Belohnung! Gönnen Sie sich etwas und seien Sie stolz, dass Sie es bis zu diesem Punkt geschafft haben. Vielleicht sehen Sie das Ende des Manuals auch als Neubeginn, den Sie unter das Motto „Ich starte etwas ..." stellen. Eventuell haben Sie ein konkretes Ziel, dass Sie nun (als nächstes) angehen wollen.

Legen Sie los! Nicht morgen, übermorgen, sondern heute, im Hier und Jetzt.

Lassen Sie es sich gut gehen!

Anhang

Tipps für die Kursleitung/-durchführung

Dieser Abschnitt richtet sich an all diejenigen, die als Kursleiter des „Gesund im Stress“-Kurses agieren möchten und dieses Manual als Grundlage für die Durchführung heranziehen wollen. Es werden einige aus unserer Sicht praktische Tipps, die wir als Kursleiter im Laufe der Zeit (und infolge jahrelanger Erfahrung) entwickelt haben, vorgestellt. Sie sollen Ihnen dabei helfen, Ihre Rolle als Kursleiter zu verstehen und geben Hinweise zur konkreten Durchführung der Kursstunden. Diese Hinweise können evtl. selbst dann hilfreich für ein vertiefendes Verständnis des „Kursprozesses“ sein, wenn Sie ihn „nur“ für sich allein durchführen („Selbstkurs“), Sie also Ihr eigener Kursleiter sind. Wer weiß: Vielleicht stecken Sie auch jemanden, gewollt oder ungewollt (d.h. unbemerkt), mit den vorgestellten Ideen und Übungen „an“ oder geben einmal Erlerntes an andere weiter?

Die Rolle des Kursleiters

In Ihrer Rolle als Kursleiter haben Sie vielfältige Aufgaben und Funktionen, die es gilt, unter einen Hut zu bekommen. Auf der Hand liegt, dass Sie an Ihre Teilnehmer in erster Linie kompetent Informationen zu den einzelnen Kursthemen weitergeben können, d.h. es wird vorausgesetzt, dass Sie über *entsprechendes Wissen* verfügen. Auch sollten Sie Ihren Kursteilnehmern immer ein paar Schritte (mindestens) voraus sein. Durch die verschiedenen Medien und Informationsquellen gelangen Kursteilnehmer heute an vielerlei Informationen, die sie auch ins Kursgeschehen einbringen. Das ist gut! Seien Sie also ebenfalls auf dem aktuellen Stand der Wissenschaft.

Ihre Rolle kann jedoch noch viel weiter gefasst werden: Neben der Präsentation sind Sie auch dafür zuständig, *die Gruppe und den Prozess zu moderieren*, z.B. den Erfahrungsaustausch zur Entspannung („Wie ist es Ihnen heute [in der letzten Woche] in [mit] der Entspannung ergangen?"), oder die Diskussionen zu einem bestimmten Thema inhaltlich zum anvisierten Ergebnis zu „lenken". Hier ist es wichtig, dass Sie alle Teilnehmerbeiträge in gleichem Ausmaß wertschätzen und keine Beurteilung darüber vornehmen, ob es nun Ihrer Meinung nach ein guter oder ein unpassender Beitrag war. Alle Äußerungen der Teilnehmer sind wichtig. Dennoch können (und sollten) Sie einzelne Aspekte des Gesagten durchaus konkreter aufnehmen bzw. weiter vertiefen und anregende Tipps geben, wie z.B. die Entspannungspraxis besser gelingen könnte usw.

Eine wichtige Rolle kommt Ihnen auch als *Motivator* zu. Es ist für Teilnehmer nicht immer leicht, sich zu Verhaltensänderungen „aufzuraffen" oder über bisher Gewohntes zu reflektieren. Daher ist es Ihre Aufgabe, den Teilnehmern den Nutzen von Stressmanagement (Stressbewältigung, Stressreduktion ...) immer wieder zu verdeutlichen. Binden Sie dafür die Teilnehmer, insbesondere diejenigen mit positiven Lernerfolgen (es werden im Verlauf des Prozesses immer mehr!), aktiv mit ein.

Sie sollten den konkret *zu erwartenden Nutzen* bzw. „Benefit" vermitteln und das Gefühl (und die Zuversicht) weitergeben, dass Effekte real spürbar sind oder sein werden. Gerade am Anfang beispielsweise des Entspannungstrainings wird die Entspannungsantwort oftmals noch nicht erreicht, sodass es hier Ihre Aufgabe ist, die Teilnehmer zu ermutigen, weiter „am Ball zu bleiben". Laden Sie sie immer wieder aktiv ein, inspirieren Sie sie, wenn möglich (oder nutzen Sie z.B. die „Neues und Gutes"-Aufgabe bzw. die entsprechenden wöchentlichen Berichte, d.h. die geschilderten Erfahrungen der Teilnehmer, als ermutigende und positive Beispiele). Wichtig ist: Betonen Sie in Ihren eigenen Beiträgen nicht das Defizitäre, z.B. nicht gemachte Hausaufgaben, eine noch sehr spärliche Entspannungspraxis oder das noch nicht konsequent umgesetzte „Commitment", sondern holen Sie möglichst alle immer genau dort ab, wo sie jeweils stehen und bleiben konsequent ermutigend und nicht anklagend, enttäuscht oder vorwurfsvoll. Der Prozess braucht seine Zeit und unsere Erfahrung lehrt, dass man nicht aus der Mitte des Kurses heraus wirklich beurteilen kann (und sollte), wer welche Erfahrungen macht und vom Kurs schon profitiert hat oder noch profitieren wird. Bleiben Sie selbst einfach zuversichtlich, behalten Ihr eigenes Zutrauen: Es lohnt sich – ganz bestimmt!

Grundvoraussetzung für ein gutes Gelingen ist allerdings auch eine weitere wichtige Komponente: *Authentizität*. Sie selbst müssen hinter dem Thema stehen und seine Inhalte verkörpern oder ausdrücken. Stellen Sie sich an dieser

Stelle einen Autoverkäufer vor, der privat ein Auto einer anderen Marke fährt (und diese eigentlich auch besser findet als diejenige, die er im Beruf vertritt). Wie kann ein solcher Verkäufer im Berufsleben für seine Automarke einstehen? Er hat wenig Erfahrung damit, da er nur selten ein Auto seiner Verkaufsmarke fährt. Würden Sie sich als Kunde einen solchen Verkäufer wünschen? Natürlich geht es beim Stressmanagement nicht um das Verkaufen eines Produktes. Dennoch merken Ihre Teilnehmer sicherlich an der einen oder anderen Stelle, ob Sie das Gesagte auch für sich selbst umsetzen und in Ihren Alltag integrieren. Sie müssen nicht „perfekt“ sein, aber Ihre Glaubwürdigkeit und die Ernsthaftigkeit der Themen bzw. die Tatsache, dass jene Ihnen ein echtes – auch eigenes – Anliegen sind, sollten vorausgesetzt werden können. Auch fällt es Ihnen, wenn Sie die vermittelten Empfehlungen selbst umsetzen, viel leichter, aus Ihrem Erfahrungsschatz und gegebenenfalls über Stolpersteine zu berichten. Demnach haben Sie für Ihre Teilnehmer auch eine Vorbildfunktion.

Der einfachste Weg, das Beschriebene zu erreichen, bzw. die Rolle des Kursleiters kurz zusammenzufassen, könnte lauten: *Walk your talk* (nach Jack Welch), d.h. praktizieren Sie, was Sie empfehlen – *üben Sie selbst beständig Stressbewältigung!*

Weitere Aspekte sind für Ihre Rolle als Kursleiter ebenfalls noch von Bedeutung. So sind Sie z.B. auch Zeit- und Taktgeber, zugleich Beobachter des Geschehens und der Gruppe sowie Gestalter der Kurseinheit.

Es lassen sich noch zusätzliche Funktionen finden, auf die an dieser Stelle aber nicht weiter eingegangen werden soll. Machen Sie Ihre eigenen Erfahrungen! Viel Freude dabei!

Seminarüberblick und Ablauf der einzelnen Treffen

Das Stressbewältigungs-Seminar wird an dieser Stelle im Überblick dargestellt:

Termin/ Modul	Thema	Übungen	Hausaufgaben
1	Stress Stressbewältigung (Einführung)	Ziele setzen Kraftquelle Stresswarnsignale Selbstverpflichtung	StressLog Neues und Gutes
2	Entspannung	Zeittorte Faustübung Zwerchfellatmung Entspannungsantwort (EA) Minis (Mini-Entspannungen)	Meditation/ Entspannungsantwort (EA) – täglich Neues und Gutes

Termin/ Modul	Thema	Übungen	Hausaufgaben
3	Achtsamkeit Bewegung	„Achtsame Körperarbeit" (z.B. Yoga, TaiChi, Qigong, Gehmeditation, Body-Scan)	EA (täglich) SARW (achtsam sein) Minis (mehrfach täglich) Neues und Gutes
4	Ernährung	Mediterrane Kost Achtsamkeitsübung „20 Sachen"	EA (täglich) Achtsames Mahl Minis (mehrfach) Neues und Gutes
5	Flow Soziales Netz Resilienz	Soziales Atom – Beziehungsgeflecht	EA (täglich) Road Map Minis (mehrfach) Neues und Gutes
6	Sprache und Ausdruck (Einstellung und Verhalten)	Kognitive Umstrukturierung (ggf. Empathie/Coping-Modelle)	EA (täglich) Postkarte; Poetry Journalling Minis (mehrfach) Neues und Gutes
7	Selbsthilfe und Selbstheilung (Glaube und Vertrauen)	„Sinn und Zweck" (Selbsthilfestrategien)	EA (täglich) Minis (mehrfach) Neues und Gutes (Witze)
8	Fazit Rückfallprävention (ggf. Exkurs: Humor)	Fazit Fallschirm Schutzquelle Selbstbildnis Was ich mir wünsche ... Rezept	Innere Einkehr Stresswarnsignale StressLog EA (täglich) (Belohnung) (Starte etwas ...)

Jede Kursstunde (jedes Treffen bzw. Modul) folgt einem festgelegten Schema:

1. Willkommen: Ankommen/Sammlung
2. Runde (möglichst jeder Teilnehmer wird beteiligt)
   Neues und Gutes
   Erfahrungsaustausch, Feedback (inkl. Kommentare Kursleiter)
3. Meditation/Entspannung
4. Rückblick, Ausblick
5. Themenblock: Informationen/Vortrag
6. Übungen
7. Ggf. Runde: Besprechung, Feedback
8. Ggf. Kurzmeditation/Sammlung
9. Organisatorisches, Verabschiedung

Die Dauer der *Kursstunde* beträgt jeweils 120 min, also zwei Zeitstunden. Zusätzlich sollten Sie eine ca. 15-minütige formale Pause und ggf. weitere Kurzpausen nach Bedarf vorsehen: Es ist wichtig, an geeigneten Stellen Pausen einzuplanen – z.B. sollten Sie bei längeren Entspannungsübungen/Meditationen immer vorher Zeit für einen Toilettengang einplanen. Das kann, je nach Räumlichkeiten und Gruppengröße (eine Gruppe besteht üblicherweise aus 8–16 Personen), durchaus einige – zusätzliche – Zeit in Anspruch nehmen.

Modulspezifische Hinweise

Für die einzelnen Kursstunden empfiehlt es sich, ein „Drehbuch" anzulegen. Dieses dient zum einen dazu, dass Sie sich strukturiert Gedanken über Inhalt und Ablauf machen können. Andererseits ist es hilfreich, um vergleichbare Kurse abhalten zu können. Das wiederum ist sinnvoll – es ist geradezu eine Voraussetzung – für eine vernünftige Evaluation (jene wird i.d.R. ohnehin durchgeführt, Sie sollten sie aber auch selbst initiieren bzw. aktiv unterstützen) oder für eine wissenschaftliche Begleitforschung, auch für die Prozess- und Ergebnisqualität, aber ebenso für die Transparenz. Natürlich sollten Sie sich während der Kursstunde nicht am Drehbuch festklammern, aber es hilft Ihnen vielleicht dabei, qualitativ gute Sitzungen abzuhalten, da Sie so z.B. auch keine wichtigen Inhalte vergessen können. Auch erleichtert es Ihnen evtl. die Vorbereitung auf den Kurs.

Jede Kursstunde hat unterschiedliche Themenblöcke und damit auch Schwerpunkte. Wichtig ist, dass das Erarbeiten der Themen als Gruppenprozess passiert, d.h. das reine Vermitteln von Information darf nicht im Vordergrund stehen und keinesfalls sollte „doziert" werden. Im Gegenteil: Der Kursleiter tritt eher als ein Moderator auf, der die Teilnehmer bzw. die Gruppe dort abholt, wo sie (in Bezug auf die jeweiligen Schwerpunkte) steht, und durch geschicktes Interagieren bzw. Fragen den Prozess zum anvisierten Ergebnis lenkt, dabei aber die Diskussion (und damit die Erarbeitung des jeweiligen Themas) immer über die Erfahrungsebene der Teilnehmer führt und mit jenen abgleicht.

Dabei sind, je nach Modul, neben dem oben dargestellten Ablauf gewisse Aspekte zu beachten, die Sie einbauen können. Einige dieser Aspekte werden hier nun gesondert dargestellt (allerdings nur „angetippt") – machen Sie auch in dieser Beziehung Ihre eigenen Erfahrungen.

Modul 1

Im ersten Modul ist ein gutes Ankommen der Gruppe besonders wichtig. Legen Sie hier auch Wert auf das Kennenlernen. Erst wenn die Kursteilnehmer mehr über sich erfahren, findet sich die Gruppe als solche. Lassen Sie diesem Prozess Zeit, aber unterstützen Sie ihn aktiv, indem Sie die Rahmenbedingungen beeinflussen. Schaffen Sie einen „geschützten Raum" und eine unterstützende Atmosphäre (wobei hier jeweils auch Bedürfnisse und Zusammensetzung der konkreten Gruppe Beachtung finden sollten).

Heißen Sie die Gruppe willkommen und gehen auf jeden einzelnen als Individuum und als Teil der Gruppe ein, außerdem auf die Gruppe an sich. Was sind Erwartungen der Teilnehmer? Wo kommen sie her? Und wo kommen Sie her?

An folgende Punkte ist im Modul 1 zu denken:

- Teilnahme-Frequenz, Protokollieren der Teilnahme (s. „Sonstige Tipps" in diesem Anhang)
- Sitzordnung (in der Regel im Kreis – sprechen Sie es an bzw. verabreden Sie etwas Gemeinsames!)
- Materialausgaben, Sammeln der Kursmaterialien/-unterlagen z.B. in Mappen, Mitzubringendes, ggf. Vorstellung dieses Manuals als Kursbegleiter
- Verweis auf geschützten Raum/geschützten Rahmen und den Erhalt desselben (Einlass, Pünktlichkeit, Umgang mit persönlichen oder vertraulichen Informationen)
- Anrede: Du- oder Sie-Form, evtl. schreibt jeder Teilnehmer seinen Vor- und/oder Nachnamen auf ein persönliches Schild
- Commitment/Selbstverpflichtung: für die nächsten 8 Wochen sind täglich 20–30 min für sich selbst zu reservieren; Termin (Verabredung) „mit sich selbst" ...
- Verweis auf Hausaufgaben: Wenn Hausaufgaben, dann wenige (und in der Regel kurze) und freiwillig, aber im Rahmen der Selbstverpflichtung/-erfahrung möglichst machen (Training!)
- Tagesthema: Stress und Einführung in die Stressbewältigung
- Abschluss: ggf. „Inspirational Reading" oder kleines Ritual (optional); Geschichte, Gedicht, Worte zur Reflexion (das muss zu Ihnen, zur Gruppe und zum Rahmen passen; kann auch spontan oder intuitiv sein; im Zweifelsfall oder bei Unsicherheit eher weglassen – nicht „überfrachten")
- Verweis auf nächsten Termin (Uhrzeit, Hausaufgaben)
- ggf. Organisatorisches, Sammlung, Verabschiedung (betrifft alle Termine)

Modul 2

Das zweite Modul ist ganz der Entspannung gewidmet.

Was Sie hier beachten sollten:

- Ankommen/Sammlung der Gruppe (betrifft alle Termine)
- Verweis auf geschützten Raum, konkretes „Einrichten" der Teilnehmer, Sitzordnung ok? (betrifft alle Termine)
- Runde: Erfahrungen mit Stress im Alltag, mit Stresswarnsignalen, Stresssituationen

- ggf. Kurzfazit des Kursleiters, unterstreichen einzelner Aspekte, Tipps aufnehmen oder aktiv geben (betrifft alle weiteren Termine)
- eingehen auf Hausaufgaben (betrifft alle weiteren Termine)
- (Kurz-)Meditation, um den positiven Bildern, dem Neuen und Guten (vorher in Runde besprochen) nachzuspüren (betrifft alle weiteren Termine)
- nochmaliger Verweis auf Commitment (einladen, ermutigen)

Modul 3

Thematisch gesehen geht es im dritten Modul um Bewegung und Achtsamkeit.

Bitte bedenken Sie folgende Punkte:

- Runde: Erfahrungen mit Entspannung/Entspannungsantwort/„innerer Einkehr“ bzw. mit den Minis
- Minis als „Eselsohr“ (im Alltag!) betonen
- ggf. Einsatz der Biodots (s. „Sonstige Tipps“ in diesem Anhang), dazu evtl. die begleitende Farbskala herumgeben (oder ausgeben)
- Benson-Meditation (Atemmeditation bzw. Meditation im Sitzen, vgl. „Meditation im Sitzen“): z.B. 10–12 Minuten Länge

Modul 4

Ernährung ist in diesem Modul das Thema.

Elemente, die Sie hier einbauen sollten, sind:

- Runde: Erfahrungen mit Entspannung, Minis, SARW; ggf. Bewegung, Bewegungskonto
- Kurz-Body-Scan (Meditation im Liegen, vgl. „Meditation im Liegen“): z.B. 12–15 Minuten Länge
- Denken Sie zur Vorbereitung für die Achtsamkeitsübung daran, Rosinen oder „Studentenfutter“ mitzubringen (Tipp: Öffnen Sie eine neue Packung vor den Augen der Teilnehmer.)
- Abschluss: evtl. gemeinsame Mini-Entspannung

Modul 5

Der Themenblock besteht in diesem Modul aus Flow, sozialer Unterstützung und Resilienz.

Von praktischer Bedeutung für die Kursleitung in diesem Modul sind u.a.:

- Runde: Erfahrungen mit Entspannung (Mini-Entspannungen, formale Entspannungspraxis), Achtsamkeit beim Essen/achtsames Mahl
- Meditation: Benson-Meditation (Atemmeditation/Meditation mit gleichbleibendem Fokus, vgl. „Meditation im Sitzen“): 15–17 Minuten Länge

Modul 6

Themen im 6. Modul sind Sprache und Ausdruck (inkl. sprachlich-gedanklicher „Muster“, Einstellungen, kognitiver Umstrukturierung) sowie Modelle zum kognitiven bzw. verhaltenszentrierten „Stress-Coping“.

Schenken Sie folgenden Punkten Beachtung:

- Runde: Erfahrungen mit Entspannung, Flow, Road Map als Hausaufgabe, Kreativität ...
- Vorstellung der Road Map (freiwillig, maximal 2–3 Beispiele der Teilnehmer)
- Meditation: Body-Scan (siehe oben, vgl. „Meditation im Liegen“), ca. 20 Minuten; im Anschluss (wie jedes Mal, heute aber ggf. als eine Art „Milestone“ oder Zwischenfazit etwas ausgedehnter)
- Abfrage und Diskussion der gemachten Erfahrungen: Wer konnte entspannen, wem war es zu lang, zu kurz, Anzeichen für das Erleben/Auslösen der Entspannungsantwort, wie gelingt es/ist es gelungen, wo steht die Gruppe?

Modul 7

Das vorletzte Kapitel widmet sich der Selbsthilfe und Selbstheilung, auch im Sinne der klassischen Naturheilkunde (vgl. Selbstregulation). Hier eignet sich ggf. auch das Ansprechen der Themen Glaube, Vertrauen, bis hin zu Inspiration, Spiritualität ..., jeweils im Kontext von Stressreduktion bzw. Selbsthilfe/ Selbstheilung.

Beachten Sie Folgendes:

- Runde: Erfahrungen mit Entspannung; Journalling/Postkarte/Poetry; Sprache und Stress
- Meditation: Benson-Meditation/Atemmeditation (vgl. „Meditation im Sitzen“), ca. 20 Minuten
- Poetry: Wer hat ein Gedicht mitgebracht und möchte es vorstellen?

Modul 8

Das 8. Kapitel behandelt das Thema Rückfallprävention.

Ins Kursgeschehen sollten möglichst eingebaut werden:

- Runde: Erfahrungen mit Entspannung, lustige Begebenheiten, Witze (Hausaufgabe Modul 7)
- Fazit: Anhand des Ablaufplanes (Kursthemen) noch einmal den Bogen spannen („roter Faden“ als Überblick – durch den Kursleiter)
- hier könnte als Meditationsübung wieder eine der bekannten Übungen durchgeführt werden oder auch eine andere/neue (Entspannungs-)

Übung „ausprobiert" werden; günstig wäre es u.U. auch (je nach Gruppenprozess etc.), am Ende und zum Abschluss eine Mitgefühlsmeditation anzuschließen (vgl. „Mitgefühlsmeditation"); insgesamt sollte die Meditationseinheit aber wieder nicht wesentlich länger als 20 Minuten dauern!

Sonstige Tipps

Erstattung der Kurskosten durch die gesetzliche Krankenversicherung

Laut § 20 SGB V (Abs. I bzw. § 20a) kann die gesetzliche Krankenkasse den Teilnehmerbeitrag für Präventionskurse anteilig (je nach Krankenkasse meist 80–100%) zurückerstatten. Allerdings sind gewisse Bedingungen an die Erstattung gebunden:

- Der Kursleiter verfügt über eine anerkannte Grundqualifikation (z.B. Psychologe, [Sozial-]Pädagoge, Sozial- oder Gesundheitswissenschaftler, Arzt, Erzieher, Physio- oder Ergotherapeut) sowie besitzt die entsprechende Kursleiterqualifikation.
- Eine Teilnahmequote von 80% muss angestrebt werden: Der Kursleiter muss nachweisen, dass der Teilnehmer mindestens 80% der Kursstunden besucht hat.

Da die Förderung von Krankenkasse zu Krankenkasse bzw. Kursangebot zu Kursangebot mitunter unterschiedlich ist, empfiehlt es sich für den Teilnehmer, vor Kursbeginn bei seiner jeweiligen (gesetzlichen) Krankenkasse die Erstattungsmöglichkeit für den *individuellen* Fall abzuklären, da der Kurs durch die *jeweilige* Kasse anerkannt sein muss und die zu erwartende Erstattungsleistung *im Einzelfall* unterschiedlich geregelt sein kann.

Es ist allerdings die Aufgabe des Kursleiters in diesem Kontext, eine *grundsätzliche* Anerkennungsfähigkeit seines Kursangebotes (mit ihm als Kursleiter) im Vorfeld mit den großen Krankenkassen(-Verbünden) abzuklären und sicherzustellen.

In der Regel wird der hier im Manual beschriebene Kurs – bei Vorliegen der entsprechenden Qualifikationen aufseiten des Kursleiters – problemlos von den Kassen anerkannt und den Teilnehmern (anteilig) erstattet; er ist seit vielen Jahren etabliert und bereits von allen (großen) Kassen geprüft und bestätigt worden.

Einsatz von Biofeedback „Klebchen" (Biodots)

In den modulspezifischen Hinweisen für das dritte Modul wird der Einsatz von sogenannten Biodots empfohlen. Diese „kleinen Punkte" sind thermale Sensoren, die auf die Haut geklebt werden. Da die Hauttemperatur in verschiedenen Zuständen von Entspannung bzw. Stress ganz unterschiedlich ist, verändern die Biodots je nach Zustand oder Ausgangslage, ihre Farbe. Passiert ein solcher Farbumschlag z.B. während einer Entspannungsübung (oder einer Stresserfahrung), so kann visuell gezeigt werden, dass Entspannung (oder Stress) in unserem Organismus wirken.

Schon nach wenigen Minuten Übung sind die Teilnehmer selbst in der Lage, den Zustand ihrer „autonomen“ Regulation (vgl. „autonomes“ oder „vegetatives Nervensystem“) aktiv zu beeinflussen, indem sie beispielsweise eine kleine Entspannungsübung durchführen – während der Kursstunde, also gemeinsam in der Gruppe, oder später allein zu Hause (dahinter verbirgt sich letztlich die geschilderte Physiologie der Entspannungsreaktion).

Aufgebracht werden die Biodots (die nicht teuer sind) auf dem Handrücken, z.B. in der Nähe eines bekannten Akupunktur-Punktes aus der Chinesischen Medizin („Dickdarm 4“ oder „Hegu“). Sie können sich die Lage dieses Punktes anhand einer Zeichnung anschauen, wie sie z.B. beim Bezug der Biodots meist mitgeliefert wird (es gibt verschiedene Bezugsquellen, z.B. über das Internet). Auch bekommen Sie i.d.R. noch eine Farbskala zur besseren Einschätzung der Farben bzw. des jeweiligen Farbumschlags dazu.

Der Biodot wird z.B. vor der Durchführung einer Entspannungs-/Meditationsübung angebracht und im Vorher-Nachher-Vergleich durch die Teilnehmer selbst beobachtet.

Der Lerneffekt sollte weniger durch den Ausgangszustand/die Ausgangsfarbe („entspannt“ oder „gestresst“ etc.), sondern durch die eigenständige und häufig schon recht schnelle (d.h. unmittelbare) Beeinflussbarkeit der Stress-/Entspannungs-„Physiologie“ bestimmt werden. Allerdings sollte auch darauf geachtet werden, dass sich aus dieser einfachen Biofeedback-Methode nicht eine gruppeninterne „Meisterschaft der Farbbeeinflussung“ ergibt oder statt der Entspannungsübung nun eine „Punkt-Manipulations-Meditation“ durchgeführt wird.

Meditationsanleitungen und theoretische Aspekte der Meditationspraxis

In Ergänzung und zur Vertiefung der Entspannungs-/Meditationspraxis führen wir hier Langversionen (Textfassungen) der im Haupttext empfohlenen Übungen auf. Sie sind vielfach erprobt und verstehen sich gewissermaßen als „Prototypen" der jeweils im Manual beschriebenen unterschiedlichen Formen. Wir haben hier bewusst die in diesem Kontext übliche Du-Anrede gewählt.

Die Anleitungen können, mit etwas Erfahrung, auch abgewandelt und auf eigene Bedürfnisse zugeschnitten werden.

Zusätzlich fassen wir am Ende dieses Abschnitts noch einmal theoretische Aspekte der Meditation sowie Tipps und Empfehlungen für die Meditationspraxis zusammen.

Meditation im Sitzen/Atemmeditation (ca. 15–20 Minuten)

Wähle eine geeignete Tageszeit (probiere es aus!) und suche Dir einen „geschützten" Ort. Sorge dafür, dass Du jetzt nicht abgelenkt wirst durch Telefon, Besucher etc. – schalte z.B. das Handy aus und kündige potenziellen „Störern" an, dass Du für einen Moment nicht zu erreichen sein wirst (z.B. mit einer mündlichen Mitteilung oder einem Schild an der Tür etc.; sei dabei möglichst konkret).

Lege Dir, wenn es Dir Sicherheit gibt, eine Uhr bereit. Wenn Du Sorge hast, dass Du einschlafen könntest, kannst Du auch einen Wecker nehmen und diesen auf die Dir maximal zur Verfügung stehende Zeit einstellen.

Suche Dir nun eine geeignete Sitzposition – auf einem Stuhl, einem Meditationskissen o.ä., welches Du Dir bereit gelegt hast. Du kannst aus dem Hinsetzen auch ein kleines „Ritual“ machen – das hilft evtl. der Übung, wenn Du sie regelmäßig durchführen willst.

Finde eine zentrale, „mittige“, balancierte Position. Lege die Hände auf die Oberschenkel oder auf den Bauch – oder wo immer es sich jetzt für Dich angenehm anfühlt. Lasse die Schultern locker.

Wenn Du magst, dann lass auch die Gesichtsmuskulatur jetzt bewusst „los“ – oder einfach locker.

Fühle Dich jetzt im Sitzen gut unterstützt von der Sitzfläche (und ggf. von der Lehne), versuche dabei nicht, „krampfhaft“ gerade zu sitzen; sorge aber dafür, dass Du atmen kannst, d.h. dass Du Platz hast und Bauch- und Brustraum nicht eingeengt sind; mache es Dir bequem, lockere ggf. etwas die Kleidung. Die Haltung und die Sitzposition sollten sich insgesamt „leicht“ anfühlen. Alles, was nicht zur Sicherung der Sitzposition und zur Atmung benötigt wird, darf jetzt entspannen und loslassen.

Mache Dir noch einmal bewusst, dass Du Dir einen Moment der inneren Einkehr schenkst – eine kurze Auszeit, in der es nichts zu tun, zu denken oder zu erledigen gibt.

Schließe nun, wenn Du magst, die Augen – oder suche Dir, bei leicht geöffneten (aber entspannten) Augen, einen Punkt, ein Muster o.ä. vor Dir (z.B. auf dem Fußboden), durch den/das Du anstrengungslos hindurch schaust.

Genieße die Stille, Deine Präsenz, entspanne Dich in den Moment hinein, aber schlafe möglichst nicht ein. Es gibt jetzt nichts zu tun, nichts zu erreichen, nirgendwo anders zu sein.

Lass zunächst Deine Aufmerksamkeit kurz durch den Raum gleiten. Was kannst Du wahrnehmen?

Komme jetzt mit Deiner Aufmerksamkeit ganz zu Dir selbst. Ohne es bewerten oder verändern zu wollen: Wie fühlst Du Dich gerade? Wie fühlst Du Dich *an*? Wie fühlt sich *dieser Moment* gerade an?

Lass es sein, wie es ist, beobachte nur. Sei ganz da, bei Dir, in diesem Moment.

Gehe nun mit Deiner Aufmerksamkeit zu Deinem Gesicht: Kannst Du an den Nasenlöchern und/oder Lippen das Einströmen und das Ausströmen der Luft entlang von Ein- und Ausatmung spüren? Ohne es verändern zu wollen oder danach zu suchen (auch wenn Du gerade nichts spüren/fühlen kannst – verweile einfach etwas mit der Aufmerksamkeit in diesem Bereich): Kannst Du einen Luftzug spüren? Wärme? Kälte? Feuchtigkeit? Wo genau? Was genau? Kannst Du Unterschiede zwischen Ein- und Ausatmung erkennen?

Folge nun – mit einem der nächsten Atemzüge – der Luft in den Körper hinein, wo immer Deine Aufmerksamkeit hingelenkt wird. Und auch wieder hinaus.

Bleibe für ein paar Atemzüge bei der Einatmungs- und der Ausatmungsluft, d.h. bei dieser rhythmischen, periodischen, wellenförmigen Bewegung, dem Strömen der Atemluft ... ein ... und aus. Sei ganz aufmerksam.

Kannst Du die kleine Pause am Ende des Einatmens spüren? Kurz bevor die Atmung „umschlägt" und das Ausatmen beginnt? Und auch die kleine Pause am Ende des Ausatmens?

Hast Du ein Gefühl dafür, welche der beiden Pausen bei Dir, in diesem Moment, kürzer oder länger ist? Oder empfindest Du beide als etwa gleich lang? Es gibt keine Vorgaben und auch keine „Lösung" für diese Frage, versuche einfach nur, diese Pausen, ebenso wie die fließenden Atembewegungen (oder auch das Heben und Senken des Bauches), bewusst wahrzunehmen.

Richte jetzt Deine Aufmerksamkeit auf die kleine Pause am Ende einer jeden Ausatmung, kurz bevor eine neue Einatmung beginnt. Überlege Dir ein Wort, Bild, Geräusch, eine Zahl, eine kurze Phrase etc. (= Fokus), welche(s) für Dich eine neutrale oder eine positive (ggf. auch eine religiöse oder spirituelle) Bedeutung hat. Das kann so etwas wie das Wort „Friede" oder „Ruhe" sein, etwas Neutrales wie die Zahl „1", ein kleiner Satz wie „Ich bin ganz ruhig" etc. Suche nicht zu lange nach etwas, sondern „finde", nimm einfach das nächste, was Dir jetzt einfällt (nur sollte es nicht negativ besetzt sein), und bleibe für den Rest dieser Übung dabei. Sprich mit innerer Stimme zu Dir selbst oder stelle Dir mit inneren Augen oder Ohren Dein Bild (ein fröhliches Gesicht? Ein Sonnenuntergang?) oder Deinen Klang („Om"?) etc. vor, d.h. Deinen Fokus, und „lege" ihn immer, in wiederkehrender Folge, in diese kleine Pause am Ende einer jeden Ausatmung.

Bleibe jetzt für den Rest dieser Übung bei dieser immer wiederkehrenden Folge: Einatmung, Ausatmung, Fokus.

Wenn Gedanken oder Ablenkungen kommen, die nicht Atmung oder Fokus sind, dann ärgere Dich nicht, sondern freue Dich vielleicht sogar, dass Du Dein Abschweifen bemerkt hast, und komme einfach und anstrengungslos – immer wieder – zu Atmung und Fokus zurück.

Wie eine Welle, die sich immer wieder neu aufbaut und immer wieder neu an das Ufer angespült wird, so ist Deine Atmung – immer wiederkehrend und doch immer wieder neu.

Dein Fokus ist wie ein Anker in dieser fließenden Bewegung.

Du kannst Dir diese rhythmische Abfolge auch als eine Tanzbewegung vorstellen, die mit der kleinen Pause – und Deinem Fokus – kurz vor der Einatmung beginnt, so wie vielleicht ein Tänzer mit der Ferse oder mit dem ganzen Fuß kurz auf den Boden tippt, dann seine Tanzbewegung tanzt – vor und zurück – und schließlich wieder zur Ausgangsposition zurückkehrt. Und dann sogleich dieselbe Bewegung oder Abfolge noch einmal tanzt, immer wieder.

In fortwährender Wiederholung dieses Vorganges – *Einatmung, Ausatmung, Fokus* – und möglichst ohne körperliche bzw. geistige Anstrengung oder Aufregung verbleibst Du für 10–20 Minuten. Du darfst dabei auch die Schwere, die sich evtl. einstellt, genießen. Oder die Ruhe.

Solltest Du bemerken, dass Du beginnst einzuschlafen (und das nicht vorgesehen haben), dann kannst Du die Übung natürlich jederzeit beenden oder auch die Augen öffnen und mit geöffneten Augen fortfahren. Auch wenn Du merken solltest, dass zu viele Gedanken kommen – oder da sind – oder es schlicht nicht der richtige Ort oder Zeitpunkt für Dich gerade ist. Ärgere Dich nicht, falls Du abbrechen solltest, sondern freue Dich, dass Du es probiert hast. Auch große „Meister der Meditation" haben manchmal „schlechte" Tage. Es ist besser, man tut es überhaupt und schafft vielleicht eine kleine Zeit (Sekunden? Minuten?) der inneren Ruhe, Fokussiertheit und Klarheit (Entspannung *und* Wachheit im Geist), als „krampfhaft" an der Zeitvorgabe zu „kleben".

Du kannst die Übung am Ende ausklingen lassen, indem Du als Fokus – nach einer der nächsten Ausatmungen – zunächst die Zahl „5", nach dem nächsten Atemzug oder -zyklus die Zahl „4", dann „3" usw., mit innerer Stimme sprichst und schließlich, wenn Du bei „0" angekommen bist, langsam und in Deinem Rhythmus wieder mit der Aufmerksamkeit in den Raum zurückkehrst.

Öffne nun, wenn Du magst, langsam die Augen, räkle Dich, strecke Dich, komme an.

Genieße am Ende auch, wenn es sich für Dich stimmig anfühlt, dass Du Dir selbst etwas Gutes getan hast und Dir einen Moment der inneren Einkehr bereitet hast.

Nach Möglichkeit machst Du aus dieser Übung eine Art „Ritual" – d.h. Du meditierst für eine gewisse Zeit immer zur gleichen Tageszeit (die *Du* auswählst), am gleichen Ort etc.; das hilft nicht nur Dir selbst, sondern auch Deinem Umfeld dabei, sich auf Deine Meditationspraxis einzustellen. Probiere im Verlauf verschiedene Varianten aus.

Meditation im Liegen/Achtsamkeitsmeditation – Body-Scan (ca. 20 Minuten)

Wähle eine geeignete Tageszeit und suche Dir einen „geschützten" Ort. Sorge dafür, dass Du jetzt nicht abgelenkt wirst durch Telefon, Besucher etc. – schalte z.B. das Handy aktiv aus und kündige potenziellen „Störern" in Deiner Umgebung an, dass Du für einen Moment nicht zu erreichen sein wirst.

Lege Dir, wenn es Dir Sicherheit gibt, eine Uhr bereit. Wenn Du Sorge hast, dass Du einschlafen könntest, kannst Du auch einen Wecker nehmen und diesen auf die Dir maximal zur Verfügung stehende Zeit einstellen.

Suche Dir nun eine geeignete Liegeposition – auf einer Decke, Matte o.ä., die Du Dir bereit gelegt hast. Du solltest aber zum Kennenlernen der Übung nicht unbedingt das Bett nehmen: Das Bett verleitet Dich einerseits schneller zum Einschlafen, andererseits willst Du Dir das Bett auch nicht als Ort einprägen, an dem Du *nicht* schlafen sollst.

Du kannst aus dem Hinlegen auch ein kleines „Ritual" machen – das hilft evtl. der Übung, wenn Du sie regelmäßig durchführen willst.

Lege die Hände neben den Körper oder auf den Bauch. Ob die Handflächen nach oben, unten oder nach innen zeigen, ist egal – Hauptsache, es ist Dir angenehm. Viele Menschen legen die Hände neben den Körper und öffnen dabei die Handflächen leicht nach oben-innen.

Fühle Dich im Liegen gut unterstützt vom Boden, von Deiner Matte oder Decke. Ist der Boden ausreichend warm? Zieht es auch nicht? Brauchst Du noch eine Decke zum Zudecken? Sind die Füße warm? Lasse sie einfach entspannt nach außen fallen. Ist Dein Kopf gut „gebettet"?

Du kannst jetzt auch noch einmal kleiner werdende Schaukel- oder Pendelbewegungen machen, sodass Dein Körper schließlich eine gute, zentrale und „mittige" Position findet.

Mache es Dir bequem, lockere ggf. etwas die Kleidung. Habe Platz zum Atmen. Die Haltung sollte sich insgesamt „leicht" anfühlen. Alles, was nicht zur Sicherung der Position und zur Atmung benötigt wird, darf jetzt entspannen und loslassen.

Mache Dir noch einmal bewusst, dass Du Dir einen Moment der inneren Einkehr schenkst – eine kurze Auszeit, in der es nichts zu tun, zu denken oder zu erledigen gibt.

Sei bei der Übung ganz da – anwesend, aufmerksam und achtsam – und lasse Dir nichts entgehen. Erzwinge aber auch nichts.

Schließe jetzt, wenn Du magst, die Augen – oder suche Dir, bei leicht geöffneten (aber entspannten) Augen, einen Punkt, ein Muster o.ä. z.B. an der Zimmerdecke, durch den/das Du anstrengungslos hindurch schaust.

Genieße die Stille, Deine eigene Präsenz, entspanne Dich in den Moment hinein, aber schlafe möglichst nicht ein.

Lasse zunächst Deine Aufmerksamkeit kurz durch den Raum gleiten. Was kannst Du wahrnehmen?

Kannst Du Deine Aufmerksamkeit gezielt in bestimmte Ecken, Richtungen oder Bereiche des Raumes schicken? Was taucht in Deinem Bewusstsein, in Deinem „Wahrnehmungsfenster" auf? Was immer es ist: Du beobachtest nur, wie im Kino, Du bewertest nicht, veränderst nicht – Du bist nicht Regisseur, nicht Schauspieler, nicht Kritiker. Du bist einfach Zuschauer, Beobachter. Es gibt nichts zu tun, nichts zu erreichen, nirgendwo anders zu sein.

Komme nun mit Deiner Aufmerksamkeit ganz zu Dir selbst. Ohne es bewerten oder verändern zu wollen – wie fühlst Du Dich gerade? Wie fühlst Du Dich *an*? Wie fühlt sich *dieser Moment* gerade an? Lass es sein, wie es ist, beobachte nur. Sei ganz bei Dir, in diesem Moment. Ohne Anstrengung.

Wenn Du ganz da und bereit bist, dann wandere jetzt mit Deiner Aufmerksamkeit langsam hinunter zu Deinen Füßen. Vielleicht beginnst Du mit dem rechten Fuß, genauer, den Zehen Deines rechten Fußes.

Kannst Du Deine Zehen spüren? Jeden Zeh einzeln, der Reihe nach, oder auch alle fünf Zehen gleichzeitig? Kannst Du Wärme, Kälte, ein Pulsieren, Jucken, Kitzeln, Ziehen, etwas Feines oder etwas Gröberes wahrnehmen? Etwas an der Oberfläche oder etwas eher in der Tiefe, im Inneren?

Egal, was es ist, das da jetzt in den Taschenlampenkegel Deines Bewusstseins gerät, in den Fokus Deiner Aufmerksamkeit, lass es sein, wie es ist, bewerte es nicht, verändere es nicht – beobachte nur, nimm es einfach *wahr*. Und lass es bei einem der nächsten Atemzüge wieder gehen; indem Du von Deinen Zehen nun mit Deiner Aufmerksamkeit zu Deinem rechten Fußrücken, dann den Knöcheln, außen und innen, der Fußsohle gehst. Und auch hier wieder kurz verweilst, jeweils spürst, wahrnimmst, beobachtest, das „Aufmerksamkeitsfenster“ vielleicht gleich noch etwas weiter machst und die Ferse und das Fußgelenk einbeziehst – und schließlich den ganzen rechten Fuß noch einmal wahrnimmst, so, wie er *jetzt* ist, bevor Du ihn, zusammen mit einer der nächsten Ausatmungen, einfach wieder gehen lässt.

Es kann sein, dass Du in einem Bereich Deines Körpers, den Du jetzt Schritt für Schritt gedanklich abtastest, einmal gar nichts spüren oder wahrnehmen kannst. Das macht nichts – suche nicht „krampfhaft“ nach einer Empfindung. Finde etwas – oder auch nicht.

Es kann auch sein, dass Du in einem Bereich vielleicht besonders starke oder grobe – womöglich unangenehme – Empfindungen wahrnimmst. Auch hier versuche, sie nur zu beobachten, sie nicht verändern zu wollen; bemühe Dich darum, wenn es Dir möglich ist, auch diese groben oder starken Empfindungen *nicht zu bewerten*: So, wie es jetzt ist, so ist es nun einmal. So bist Du – in diesem Moment. Vielleicht erkennst Du auch in diesen gröberen Empfindungen leichte Unterschiede, Bewegungen. Sind sie immer gleich? Die ganze Zeit? Sei einfach neugierig, beobachtend, wahrnehmend.

Nachdem Du Deinen rechten Fuß „gescannt“ hast, wanderst Du hoch zu Deinem rechten Unterschenkel, den Du entweder als Ganzes oder, zunächst, Seite für Seite, Fläche für Fläche, Bereich für Bereich, z.B. einmal im Uhrzeigersinn herum, durchgehst. Auch hier kannst Du, nachdem Du mit Deiner Aufmerksamkeit vielleicht mehr an der Oberfläche des rechten Unterschenkels warst, noch einmal in die Tiefe, ins Innere gehen. Was spürst Du hier? Schwere? Wärme? Ein Ziehen? Berührung oder einen Druck durch die Unterlage? Die Kleidung? Grobe oder feinere Empfindungen – oder gar keine?

Lass nun auch den rechten Unterschenkel, zusammen vielleicht mit einer der nächsten Ausatmungen, gehen und wandere dann, evtl. zeitgleich mit der nachfolgenden Einatmung, nach oben ins Knie. Danach in den Oberschenkel. Immer nach dem gleichen Prinzip. Widme den einzelnen Teilen in Ruhe Deine Aufmerksamkeit. Du kannst größeren Bereichen oder Körperteilen ruhig auch etwas mehr Zeit geben, vielleicht ein paar Atemzüge mehr, oder die einzelnen Teile, die Du jeweils abtastest, auch entsprechend kleiner machen. Du kannst aber auch einmal einen Körperteil, auch einen größeren, gleich als Ganzes erspüren. Das kannst Du ganz individuell für Dich entscheiden, aus dem jeweiligen Moment heraus.

Nachdem Du das rechte Bein durchgegangen bist, wechselst Du zum linken Fuß und linken Bein, in gleicher Weise.

Dann in die Hüften, erst wieder rechts, dann links, jetzt in das Becken, die Schamgegend, den Po, das „Innere" des Beckens, dann Unterbauch, unteren Rücken, Flanken, nimm den ganzen unteren Rumpf oder Unterkörper wahr. Kannst Du hier evtl. sogar Empfindungen, kleine Bewegungen o.ä. entlang Deines Atemrhythmus' wahrnehmen?

Denke immer daran, nach dem „Abscannen" einer Region, diese auch bewusst und aktiv wieder gehen zu lassen. Als wenn der Radar Deiner Wahrnehmung oder Deine Aufmerksamkeits-Taschenlampe, der erhellende Lichtkegel, in dem die Dinge sichtbar werden, einfach weiterwandert.

Nach dem unteren Rumpf kommt der Oberbauch, der Bauch als Ganzes, die Seiten des Rumpfes, der mittlere und schließlich der obere Rücken, die Schulterregion, Brust, Brustkorb ... der ganze obere Rumpf ... der ganze Rumpf.

Löse Deine Aufmerksamkeit dann wieder von dieser Region Deines Körpers und wandere in einem „Rutsch" von den Schultern die Arme hinab zu Deinen Händen und Fingern. Was kannst Du jetzt in Deinen Fingern und Händen wahrnehmen? Sei dabei weiter achtsam: nur beobachten, nicht bewerten oder verändern, nichts erzwingen. Ganz aufmerksam. Kannst Du evtl. jeden Finger einzeln wahrnehmen, bis zu den Fingerkuppen? Oder auch die Handgelenke, Handinnenflächen oder die Hände als Ganzes? Wandere von dort mit Deiner Aufmerksamkeit langsam die Arme hinauf bis zu den Schultern, abwechselnd, jede Seite für sich, der Reihe nach. Vielleicht beginnst Du wieder mit dem rechten Arm. Danach den linken. Du kannst auch einmal die Aufmerksamkeit an beiden Armen gleichzeitig zu den Schultern hinauf wandern lassen. Gelingt Dir das? Wie fühlt sich das an? Gehe dann weiter mit Deiner Aufmerksamkeit über die Schultern zum Hals, zu den Halsseiten, zur Vorderseite, der Kehlkopfregion, nach hinten zum Nacken, von dort nach oben in den Hinterkopf, zu den seitlichen Kopfbereichen, Seite für Seite; nimm die Ohren wahr, die Schläfen, Kiefergelenke, Wangen, Oberkiefer, Unterkiefer, Kinn, Unterlippe, Oberlippe, den Mund als Ganzes, den Bereich zwischen der Nase und der Oberlippe (ist hier ein Luftzug beim Atmen spürbar?), die Nasenlöcher, Nasenrücken, -flügel, die Nasenwurzel, den Bereich zwischen den Augenbrauen, die Augenbrauen und Augenlider – der Reihe nach –, die Stirn (vielleicht von den Seiten kommend und am Ende etwas in der Stirnmitte verweilend; oder auch die Stirn als Ganzes; alternativ kannst Du auch von einer Seite zur anderen hinüber wandern).

Nach der Stirn wanderst Du über den vorderen Haaransatz jetzt nach oben in Richtung Scheitel, kommst dann auch noch einmal mit Deiner Aufmerksamkeit zum Scheitel von den beiden Seiten und schließlich auch vom Hinterkopf, und verweilst am Ende der Übung etwas in diesem Bereich, oben am Scheitel, am oberen Ende Deines Körpers, am „höchsten Punkt“ (wenn Du stehst), dem Abschluss, der „Krone“.

Wie ausgedehnt, groß oder klein, dieser höchste, abschließende Punkt sich für Dich auch immer gerade darstellen mag, verweile für einige Atemzüge an dieser Stelle und schaue, was Du hier wahrnehmen kannst, welche Empfindungen Dir auffallen, was Dir „in den Sinn“ kommt.

Wiederum beobachtest Du nur, veränderst nichts, bewertest nicht, lässt es sein, wie es ist.

Wenn sich dieser Punkt, oben auf dem Kopf (den Du als Abschluss nach oben oder als höchsten oder auch nach hinten begrenzenden Punkt Deines Körpers wahrnimmst), kreisförmig und eher klein darstellen sollte, wie die Luftöffnung eines Wals oder Delfins, dann kannst Du Dir auch für einige Atemzüge vorstellen, dass Du dort oben die Luft in den Körper hinein atmest (und von dort im gesamten Körper verteilst) oder dort ausatmest – wie die Meeressäuger; oder vielleicht auch, wie mit einer Nasenöffnung, ein- *und* ausatmest. Spielerisch, mit Leichtigkeit. Dabei beobachtest Du diese kleine Stelle ganz bewusst, nimmst alle Empfindungen wahr, lässt Dir nichts entgehen.

Zum Abschluss der Übung kannst Du noch einmal, ausgehend vom Scheitel, die Aufmerksamkeit – in „einem Guss“ – an Deinem Körper hinuntergleiten lassen. Stell Dir vielleicht vor, Du stündest unter einer Dusche und das Wasser – Deine Aufmerksamkeit – würde zart und wohl temperiert, aber doch gut spürbar, oben auf Deinem Kopf auftreffen und dann die Stirn benetzen, über das Gesicht, die Seiten und den Hinterkopf laufen, über Hals, Nacken, Schultern, Arme, Hände, Brust, Bauch, Rücken, Po, Becken und schließlich über die Ober- und Unterschenkel und dann auch wieder zu den Füßen laufen – und von dort in den Boden oder den Ablauf versickern.

Verweile noch einen kurzen Moment bei den Füßen, den Fußsohlen. Und vielleicht kannst Du dann auch Deinen Körper als Ganzes wahrnehmen, als eine

Einheit, wie Du so liegst und atmest und anwesend bist. Als wenn Du von oben auf Dich liegend herabschauen würdest.

Kehre dann langsam und bewusst mit Deiner Aufmerksamkeit wieder in den Raum und zu Dir zurück. Bewege sanft Deine Zehen und Finger, die Arme und Beine, räkle und strecke Dich und, wenn Du soweit bist, öffne langsam wieder die Augen. Werde des Raumes, in dem Du liegst, Deiner aktuellen Umgebung gewahr, der Blick darf dabei zunächst ruhig noch etwas unscharf und verschwommen sein. Nimm Dir Zeit für den Übergang in Deinen Alltag.

Öffne nun, wenn Du magst, *langsam* die Augen, räkle Dich allmählich, strecke Dich behutsam, komme schließlich wieder an – im Raum und in Deiner aktuellen Umgebung. Nimm auch diese noch einmal bewusst wahr, bevor Du die Übung gänzlich beendest.

Genieß am Ende vielleicht auch, wenn es sich für Dich stimmig anfühlt, dass Du Dir selbst etwas Gutes getan hast und Dir einen Moment der inneren Einkehr bereitet hast.

Mitgefühlsmeditation/Meditation der „liebevollen Güte“ (ca. 5 Minuten)

> Evtl. kombinierbar mit der Meditationsübung 1 (s. „Meditation im Sitzen“) oder 2 (s. „Meditation im Liegen“) – z.B. jeweils am Ende in der „Ausleitungsphase“; ansonsten gilt für den Rahmen das gleiche wie für Übung 1 oder 2 – Durchführung im Sitzen oder Liegen

Versuche aktiv, Mitgefühl zu empfinden bzw. zu „kultivieren“, indem Du Dir jemanden vorstellst und ihm/ihr eine positive Botschaft schickst.

Suche Dir dafür eine bequeme Position im Sitzen und beginne mit der Atemmeditation, wie Du sie oben kennengelernt hast. Entspanne Dich dafür zunächst „in den Moment hinein“, schließe die Augen, wenn du magst, und atme ruhig und in Deinem eigenen Rhythmus weiter. Halte die Konzentration für einige Minuten bei Deinem Atem und den Bewegungen Deines Körpers, wenn Du ein- und ausatmest.

Denke nun, wenn Du soweit bist, der Reihe nach und jeweils für wenige Atemzüge (etwa für eine knappe Minute oder 4–7 Atemzüge)

1. an Dich selbst,
2. an einen lieben Angehörigen (nicht unbedingt einen Sexualpartner),
3. an einen Freund oder Bekannten,
4. an einen Fremden oder eine „neutrale Person“ (jemand, der Dir „zufällig“ über den Weg gelaufen ist und den Du nicht näher kennst bzw. den Du zwar kennst, der in Dir aber keine bestimmten Emotionen auslöst),

5. an eine „schwierige" Person (ein Mensch, mit dem Du vielleicht gerade Streit hast oder mit dem Du einen Konflikt austrägst) und schließlich
6. an alle Wesen bzw. das ganze „Universum".

Wünsche und *sende* all jenen Personen/Wesen jeweils der Reihe nach gedanklich *Glück*, *liebevolle Güte* und *Wohlergehen* – d.h. Du sendest, immer wenn Du in der stufenweisen Abfolge an ihn/sie denkst, Botschaften aus wie „Möge ich glücklich sein", „Möge ich frei sein von Krankheit und Leid", „Möge ich geborgen sein" (oder auch: „Möge ich Liebe empfangen", „Möge ich Erfüllung und Frieden finden"). Anschließend weitest Du Deine Wünsche auf andere Menschen und Lebewesen in der oben vorgeschlagenen Reihenfolge aus, indem Du auch Ihnen diese Botschaften sendest.

Am Ende verbleibst Du noch einige Atemzüge in Stille und folgst Deiner Atmung, d.h. dem Luftzug oder der Atembewegung (siehe oben), und kommst nach etwa 5–6 Minuten mit der Aufmerksamkeit schließlich wieder in den Raum zurück.

Theoretische Aspekte der Meditationspraxis

Was ist Meditation?

Meditation ist ein fester Bestandteil vieler Religionen, *muss* aber keinesfalls eine religiöse oder spirituelle Praxis sein. Sie kann losgelöst von allen religiösen Ritualen als einfache – oder auch komplexere – Technik ausgeübt werden, um z.B. den bewussten, achtsamen Umgang mit unserer Gegenwärtigkeit oder mit unserem Bewusstsein und seinen Inhalten zu erlernen bzw. zu trainieren. Oder um wieder zu lernen, besser mit uns selbst in Kontakt zu treten. Mit unserem Körper, unseren Gefühlen und Gedanken.

Meditation bedeutet, die Aufmerksamkeit ungeteilt auf eine Sache zu richten, sie bei diesem Objekt zu halten und, wenn die Gedanken abschweifen und die Konzentration nachlässt, immer wieder mit der ganzen Aufmerksamkeit zu diesem Objekt zurückzukehren. In diesem Sinne können selbst Entspannungsverfahren wie Autogenes Training oder Progressive Muskelentspannung als „Meditationsübungen" bezeichnet werden.

Die Methode der „Vergegenwärtigung des Atems", in der altindischen Sprache Pali „Anapanasati" genannt, ist *ein* Hilfsmittel für diese Art der Konzentration. Eine beispielhafte Anleitung für eine solche Atemmeditation finden Sie oben (s. „Meditation im Sitzen"). Als Meditationsobjekt kann aber auch ein Gegenstand, ein Wort, ein Klang, ein Satz, ein Gebet oder eine Bewegung dienen (vgl. Benson-Methode; Modul 2). Oder man öffnet die Sinne für *alle* Empfindungen und Erfahrungen, die im gegenwärtigen Moment im gerichtet (d.h. enger fokussiert) oder ungerichtet (d.h. weit) geöffneten „Aufmerksamkeitsfenster des Bewusstseins" auftauchen (vgl. Achtsamkeitsmeditation; z.B. „Meditation im Liegen"). In diesem Sinne kommen wir durch die Meditation schließlich „zur Besi*nn*ung".

Ziel der Meditation ist es, den kontinuierlichen Strom der Gedanken (unkontrolliertes „Hintergrundrauschen" oder „Gedanken-Automatismen" usw.) für eine kurze Zeit zu durchbrechen und frei von Gedanken zu sein – bzw. eine bessere Steuerungsfunktion über unsere Gedankenprozesse zu erlangen. Das ermöglicht uns dann, wenn es gelingt, einen Zustand der Ruhe zu schaffen, in dem wir u.a. zu innerer Klarheit oder einem „tieferen Wissen" von uns selbst finden können – oder einfach unsere geistigen und körperlichen Prozesse beruhigen können.

Unser Geist produziert ständig neue Gedanken. Mal springen sie schnell von einem Gegenstand zum anderen, mal kreisen sie beständig um einen einzigen Inhalt, kleben förmlich an ihm fest. Diese Gewohnheit unseres Geistes kann mitunter sehr stark sein. Indem wir aber die Gedanken für eine bestimmte Zeit auf eine Sache konzentrieren, nutzen wir eine trainierbare (mentale) Technik, um aus dieser gewohnheitsmäßigen Eigenschaft unseres Geistes auszutreten und (wieder) eine gewisse Kontrolle über mentale Prozesse zu bekommen.

Was kann man mit Meditation erreichen?

Wissenschaftler haben festgestellt, dass durch die Anwendung dieser Technik, die Konzentration bewusst auf ein Objekt zu richten und sie dort zu halten, eine Reihe physiologischer Vorgänge in Gang gesetzt werden können. Über die Ausschüttung von Hormonen und anderen Botenstoffen werden in verschiedenen Organen und Geweben unseres Körpers Veränderungen angestoßen, die zu Entspannungsreaktionen führen. Der Erstbeschreiber dieser Prozesse, der amerikanische Kardiologe Herbert Benson, nannte diese Reaktion deswegen auch „Relaxation Response" oder auf Deutsch „Entspannungsantwort". Damit machte er deutlich, dass sie ein Gegenspieler der durch Belastungen und Anforderungen ausgelösten Stressreaktion ist.

Durch die Auslösung der Entspannungsantwort ist unser Körper in der Lage, (über-)aktivierte Organfunktionen wieder zurückzuführen und ein physiologisches Gleichgewicht herzustellen. Medizinische Studien ergaben, dass Meditation und Entspannungsverfahren, die diesem Grundsatz folgen, positive Auswirkungen auf eine Vielzahl chronischer Erkrankungen und stressbedingter Beschwerden, auf das Immunsystem, das Herz-Kreislauf System, die Atemfunktionen und auch auf seelische Belastungen wie Depression und Ängste haben können. So gibt es heute eine Reihe von wissenschaftlichen Studien, die den zunehmenden Nutzen der Meditation belegen – unabhängig von einer spirituellen Ausrichtung. Zusätzlich zu den positiven Auswirkungen der Meditation auf unsere Gesundheit ist die tägliche Meditationspraxis auch eine Zeit, die nur uns selbst gewidmet ist. Eine kleine Atempause im Alltag, ein Ritual, in dem wir inne halten und ganz bei uns sind.

Rituale können unserem Leben Klarheit, Sicherheit und Ordnung geben (solange sie uns nicht einengen und wir weiterhin in der Lage sind, sie zu ändern oder dem Wandel anzupassen; siehe Modul 2). Mitten im betriebsamen Alltag geben sie uns evtl. einen ganz persönlichen Freiraum und lassen uns gar, wenn es sich z.B. um „spirituelle" oder „inspirierende Rituale" handelt, den „tieferen Sinn" des Lebens spüren. Vielleicht ist es für Sie hilfreich, wenn Sie Ihre tägliche Meditation auch als ein persönliches Ritual betrachten, als die Zeit am Tag, über die nur Sie selbst verfügen. Eine bewusste Entscheidung, Ihrem Tag ein anderes Gesicht zu geben. Eine Verabredung mit sich selbst. Nicht die Zeit, nicht Ihr sonstiger Alltag bestimmt Sie, sondern Sie setzen Ihre eigenen Akzente.

Wo kann man meditieren?

Betrachten Sie die Meditation als eine Zeit für sich selbst (siehe oben), in der Sie vom Alltag abschalten und alle Gedanken an noch unerledigte Aufgaben oder Sorgen, alles was Sie irgendwie beschäftigt, loslassen können. Während der Zeit der Meditation muss nichts erledigt oder durchdacht oder ein Problem im Detail hinterfragt werden. Sie werden – dafür sollten Sie allerdings sorgen (siehe unten) – nirgendwo erwartet, müssen nirgendwo hingehen, haben nichts zu (be-)denken oder zu tun, sondern einfach nur *da* zu sein.

Um wirklich loslassen zu können, ist es hilfreich, dass Sie sich zum Meditieren einen Ort suchen, der möglichst ruhig und angenehm für Sie ist und an dem Sie sicher sein können, dass Sie nicht gestört werden. Es mag hilfreich sein, den Raum abzuschließen oder die Familie (Arbeitskollegen, Mitbewohner etc.) zu bitten, Sie nicht zu stören. Schalten Sie Ihr Telefon, Ihr Handy und andere potenziell störende (und nicht dringend benötigte) elektrische Geräte aus. Stellen Sie den Anrufbeantworter an und, wenn möglich, die Türklingel leise – beseitigen Sie also möglichst alle Störungsquellen, die Sie selber beeinflussen können. Bleiben Sie andererseits aber auch gelassen, wenn Sie durch Geräusche oder andere Dinge abgelenkt werden. Irgendwelche Störungen der einen oder anderen Art wird es immer geben, auch im entlegensten Winkel dieser Welt.

Vielleicht können Sie sich für die Meditationspraxis einen eigenen Platz einrichten. In einer Ecke Ihres Schlafzimmers oder in einem sonst ungenutzten, kleinen Raum. Ein fester Ort wird das Gefühl der Beständigkeit Ihrer Bemühungen verstärken und Sie immer wieder daran erinnern, zu praktizieren. Sie können diesen Ort auch verschönern. Zum Beispiel durch Kerzen, Naturmaterialien, Fundstücke, Bilder oder durch andere Dinge, die Sie inspirieren und Ihrem Meditationsort eine angenehme, friedliche Atmosphäre geben. Vielleicht zünden Sie Duftkerzen oder Räucherstäbchen an oder stellen eine Aromaschale auf.

Die Umgebung auf eine solche Weise herzurichten, macht Ihren Meditationsraum zu einem besonderen Ort und wird Ihren Geist unterstützen, sich zu sammeln und zu beruhigen (oder sich zu „erinnern"). Bei sehr beengten Verhältnissen – oder wenn man viel unterwegs ist und an wechselnden Orten meditiert –, kann auch eine transportable Meditationsdecke oder ein Kissen (oder eine mobile Unterlage) Teil *Ihres* Rituals und des persönlichen „räumlichen Signals" werden, dass Ihnen (auch unterwegs) suggeriert, dass hier und jetzt der richtige „Ort" für die innere Einkehr ist.

Welche Tageszeit eignet sich zur Meditation?

Damit Ihr Vorhaben gelingt, ist es ratsam, einen festen Zeitpunkt festzulegen, an dem Sie täglich meditieren. Es gibt dabei keine starren Regeln, wann man am besten meditieren sollte. Grundsätzlich kommt jede Tageszeit dafür infrage. Probieren Sie unterschiedliche Zeiten aus, die zu Ihnen und Ihrem Rhythmus passen. Einige Menschen bevorzugen die frühen Morgenstunden, in denen der Tag noch friedlich und neu ist. Eine Meditation in der Ruhe des Morgens lässt sie vielleicht frisch in den Tag starten. Oder sie kann gewissermaßen die „Tonart" vorgeben, mit der der Tag beginnt. Andere Menschen finden es schwierig, morgens die nötige Ruhe zu finden. Sie müssen vielleicht sehr früh zur Arbeit gehen und sind am Morgen häufig in Eile. Für sie ist der Abend eventuell eine gute Zeit: Wenn der Tag sich dem Ende neigt, können sie ggf. leichter abschalten und sich entspannen. Auch kann der Übergang zwischen „Arbeit" und „Freizeit", falls es einen solchen Punkt in Ihrem Tagesablauf gibt, geeignet sein und durch eine Meditationsübung betont bzw. bewusst wahrgenommen werden.

Überlegen Sie sich, wie Ihr Tagesrhythmus aussieht (das kann auch bedeuten, dass es unterschiedliche „Modelle" bei Ihnen gibt, je nach Wochentag oder dem momentanen Arbeitsrhythmus etc.) und ob Sie morgens oder eher abends Ruhe und Gelassenheit bzw. einen geeigneten Zeit*raum* finden können. Vielleicht probieren Sie erst Verschiedenes aus, aber wenn Sie sich einmal „entschieden" haben (und die Orientierungsphase damit zunächst einmal abgeschlossen ist), ist es günstig, es sich zur Gewohnheit zu machen, zumindest für eine gewisse Zeit, jeden Tag um die gleiche Zeit zu meditieren.

Wie lange sollte man meditieren?

Wenn Sie aus der Meditation einen wirklichen Nutzen ziehen wollen, sowohl für Ihre individuelle „Bewusstseinsbildung" bzw. Achtsamkeit (oder auch: Gegenwärtigkeit) als auch hinsichtlich der vielen bekannten positiven, gesundheitlichen und stressreduzierenden Wirkungen, ist es ratsam, eine regelmäßige formale Meditationspraxis von mindestens 15–20 Minuten täglich einzurichten. Man kann jene Zeitspanne auch gern zweimal täglich einplanen, z.B. am Morgen und am Abend, falls das für Sie vorstellbar und machbar ist und sich diese Vorstellung subjektiv „gut anfühlt". Grundsätzlich gilt aber, zumindest in Bezug auf die Stressreduktion, dass nicht unbedingt „stundenlanges Meditieren" oder „dauerhaftes Versenken" erforderlich ist, um den konkreten Nutzen aus der Übung zu ziehen. Irgendwo zwischen 15 (-20) Minuten und ca. 40 (-45) Minuten täglich, je nach persönlicher Neigung, Ausgangslage, Erfahrenheit, momentanem Stresslevel bzw. Leidensdruck etc., sind für den hier proklamierten Zweck völlig ausreichend. Auch können die genannten Zeiten an einem Stück meditiert werden – oder eben heruntergebrochen und auf (mehrere) kleinere Einheiten reduziert bzw. aufgeteilt. Das ist zwar nicht beliebig, auch nicht bezüglich seiner möglichen „Wirkungen", kann aber vielleicht gerade zu Beginn der Meditationspraxis hilfreich sein, um z.B. eine „Schwelle", es *wirklich* zu tun, gar nicht erst zu hoch werden zu lassen: *Es gibt nichts Gutes, außer man tut es* würde wohl Erich Kästner dazu sagen.

Beginnen Sie also mit wenigen Minuten täglich und dehnen Sie die Zeit langsam aus, bis Sie z.B. eine 20-minütige Dauer erreicht haben. Nach einigen Wochen (oder Jahren?) werden Sie möglicherweise den Wunsch haben, länger zu meditieren. Geben Sie diesem Wunsch ruhig nach. So werden Sie sich mit der Zeit vielleicht, ganz von allein, eine längere Meditationszeit einrichten oder Sie meditieren z.B. zweimal am Tag für jeweils 15–20 Minuten. Das kann auch hin und her wechseln, so ist das Leben eben. Machen Sie daraus, d.h. aus der Meditationsdauer, keinen Sport oder „Wettbewerb", sondern überprüfen Sie von Zeit zu Zeit, ob Ihre gegenwärtige Meditationspraxis zu Ihrem momentanen Leben und Ihrer aktuellen „Gestimmtheit" passt.

Dehnen Sie Ihre Meditation nur so lange aus, wie Sie in der Übung noch ein Gefühl von Entspannung, Offenheit und Kreativität spüren. Die oben empfohlene Zeit mag dabei zu Beginn noch sehr lang (und evtl. „unerreichbar") erscheinen, und es wird Sie auch einige Mühe kosten, diesen Zeitraum neben all den anderen Aktivitäten und Verpflichtungen in Ihrem Leben wirklich freizuhalten. Doch die Meditation kann nur ihre Wirkung entfalten, wenn Sie wirklich regelmäßig praktizieren. Schaffen Sie sich möglichst diese Zeit für sich selbst und verteidigen Sie sie gegen alle Störungen und Hindernisse. So, wie Jon Kabat-Zinn sagen würde, *als ob Ihr Leben davon abhinge* – weil es das, auf eine gewisse Weise, vielleicht auch wirklich tut.

Dieses ist möglicherweise die für Sie langfristig am „sinnvollsten verbrachte Zeit" in Ihrem ganzen Tagesablauf. So etwas hören wir zumindest immer wieder. Aber das können nur Sie selbst für sich entscheiden und nur über das beständige Ausprobieren letztlich beurteilen. Wenn Sie es sich aber fest vornehmen und Ihren Entschluss täglich neu bestätigen, werden Sie sicher regelmäßig Zeit für die innere Einkehr finden – und am Ende, auf die eine oder andere Art und Weise, bestimmt davon profitieren.

Hinweise zum Beenden einer Meditationssitzung

Vielleicht werden Sie feststellen, wenn Sie eine Meditationspraxis neu aufnehmen, dass sie beim Meditieren müde und schläfrig werden. Meditation und Schlaf sind jedoch nicht das Gleiche. Sie werden die Erfahrung machen, dass das regelmäßige Meditieren Sie mit der Zeit konzentrierter und wacher macht. Dennoch kann es sinnvoll sein, sich anfangs einen Wecker zurechtzulegen und ihn auf die für Sie maximal zur Verfügung stehende Zeit zu stellen, sodass Sie keine Sorge haben müssen, im Falle des Einschlafens wichtige Termine zu verpassen. Ein solcher Wecker kann Ihnen auch die Möglichkeit geben, ein Gefühl für die Dauer Ihrer Meditationspraxis zu entwickeln. Später werden Sie diese Hilfsmittel wahrscheinlich nicht mehr brauchen.

Wenn Sie Ihre Meditationssitzung beenden wollen, stehen Sie nicht abrupt auf. Bringen Sie die Übung langsam und sanft zu Ende. Bewegen Sie langsam Ihre Finger und Zehen, die Füße und Handgelenke, schütteln Sie leicht die Arme und bewegen Sie die Schultern und den Kopf. Strecken Sie Ihre Beine und Ihren ganzen Körper und, wenn Sie bereit sind, öffnen Sie langsam die Augen.

Ebenso, wie Sie den Beginn Ihrer Meditation durch bestimmte, formale Abläufe erleichtern können, so ist auch die Art und Weise, mit der Sie Ihre Meditationssitzung beenden, durchaus von Bedeutung. Versuchen Sie, einen sanften Übergang zu Ihrem normalen Tagesablauf („Tagesgeschäft") zu ermöglichen. Vielleicht bleiben Sie noch ein paar Minuten mit geöffneten Augen sitzen (oder liegen), machen ein paar Dehnübungen, schauen aus dem Fenster, trinken etwas oder machen einen kurzen Spaziergang an der frischen Luft. Tun Sie etwas Beschauliches, um die Erfahrungen, die Sie gerade gemacht haben, ganz in sich aufzunehmen und nachwirken zu lassen. Das gilt auch, wenn in der Meditation scheinbar nichts Besonderes passiert ist. Die Wirkung der Meditation verläuft langsam und meistens unbewusst. Sie muss nicht sofort erkennbar sein.

Meditationshaltung

Grundsätzlich gibt es verschiedene Körperhaltungen, die Sie zum Meditieren einnehmen können. Der Körper hat bei der Meditation die Aufgabe, den Geist zu unterstützen und ihm zu ermöglichen, sich zu sammeln und zu konzentrieren. Daraus ergibt sich, dass solche Körperhaltungen für die Meditation geeignet sind, in denen man „beliebig lang" still und entspannt, aber zugleich hellwach, verweilen kann. Probieren Sie ruhig verschiedene Positionen aus. Meditieren Sie im Sitzen oder auf dem Boden, auf dem Stuhl oder liegend, und verwenden Sie Decken, Kissen oder Klötze, um Körperteile weich zu lagern oder abzustützen. Machen Sie es sich so bequem, wie es geht. Dieses bedeutet jedoch nicht, dass Sie es sich „kuschelig" machen sollen, falls dieser Zustand Ihnen signalisiert, den Geist eher „gemütlich", „stumpf" oder müde zu machen.

Auch Bewegungs-, Yoga- oder Dehnübungen *vor* der eigentlichen Meditation können helfen, Geist und Körper in die Meditation – und in die im Moment geeignete Position – einzustimmen.

Zum Thema Schmerzen, die auftreten können, wenn wir über eine längere Zeit eine bestimmte Körperhaltung einnehmen, werden wir unten noch ein paar Tipps geben. Wichtig schon an dieser Stelle ist es aber vielleicht anzumerken, dass es zwar einerseits eine gewisse Disziplin (und, ja, auch ein gewisses Training) benötigt, um die „richtige" Haltung zu finden und dann auch für eine gewisse Zeit aufrechtzuerhalten, dass es aber andererseits weder ein krampfhaftes Aufrechtsitzen, Geradeliegen oder „Durchhalten" einer einmal gewählten Haltung geben sollte. *Kopf durch die Wand* und Achtsamkeit schließen sich i.d.R. aus, zumindest wenn es sich um eine sanfte und der Gesundheit bzw. Stressreduktion dienende Meditationspraxis handeln soll.

Es lohnt sich bei der Aufnahme einer regelmäßigen Meditationspraxis der Körperhaltung eine besondere Beachtung zu schenken. Ihr Körper ist etwas Kostbares. Besonders zu Beginn kann es aber sein, dass sich die einmal gewählte Meditationshaltung für Sie nicht „gut" anfühlt. Wenn Sie noch ungeübt sind, ist es Ihr Körper vielleicht noch nicht gewohnt, in dieser Position über längere Zeit zu verweilen. Doch sehr oft ist das, was sich für uns gut anfühlt, nur das, woran wir uns über lange Zeit gewöhnt haben. Verlassen Sie sich bei der Überprüfung Ihrer Meditationshaltung also nicht allein auf Ihr Gefühl. Vielleicht können Sie einen Freund oder einen Sport-, Bewegungs-, Yoga- oder Meditationslehrer bitten, Ihre Haltung von Zeit zu Zeit zu überprüfen und eventuell zu korrigieren, bis sich die neue Haltung für Sie nicht mehr ungewohnt oder sogar falsch anfühlt. Manchmal ist das Finden und Entwickeln der geeigneten Meditationshaltung auch ein Prozess, ein feines Abwägen, ein „Balanceakt", der sich über die Zeit entwickeln muss. Nicht nur der Geist, auch der Körper wird hier schließlich trainiert. Seien Sie nachsichtig mit sich – und freundlich zu Ihrem Geist *und* Körper.

Häufig wird eine geeignete Meditationshaltung mit einer starren Haltung verwechselt, in der man regungslos verharrt. Dieses sollte aber nicht der Fall sein. Viel wichtiger ist es, dass Sie ein achtsames Gespür für Ihren Körper entwickeln und wach halten. Sie können immer wieder während der Meditation kleine Korrekturen und Ausgleichsbewegungen vornehmen. Achten Sie aber darauf, dass Sie diese möglichst langsam und bewusst vornehmen.

Umgang mit Hindernissen

Ablenkung durch Gedanken

Wenn Ihnen die Konzentration auf ein Objekt schwer fällt und Ihre Aufmerksamkeit immer wieder durch aufkommende Gedanken abgelenkt wird, Sie sich in Tagträumen verlieren oder schläfrig werden, so mag es hilfreich sein, sich zu vergegenwärtigen, dass dieses ein ganz normaler Vorgang ist, der in der Natur unseres Geistes begründet liegt. Selbst erfahrene Meditierende erleben immer wieder einmal, dass sie ihre Konzentration nur für wenige aufeinanderfolgende Atemzüge halten können, ohne dabei abzuschweifen. Ärgern Sie sich nicht. Versuchen Sie einfach, Ihre innere Gelassenheit zu bewahren. Wenn Sie merken, dass Gedanken in Ihr Bewusstsein getreten sind, schauen Sie sich diese Gedanken kurz an, lassen sie dann ziehen wie eine Seifenblase (oder wie „Treibgut“ auf einem innerlich vorbeiziehenden Fluss ...), und kehren Sie einfach zu dem Objekt Ihrer Meditation zurück. Immer wieder aufs Neue. Manch ein Meditationslehrer betrachtet gar das stetige *Zurückkehren* nach Ablenkungen (von außen, aber insbesondere von innen, also z.B. durch Gedanken oder Schmerzen) als die *eigentliche* Meditationspraxis bzw. das „Herz“ davon.

Es ist wichtig zu verstehen, dass man den Geist nicht zwingen kann, sich zu konzentrieren. Wenigstens nicht sehr lange und nicht sehr effektiv. Wenn Sie Zwang einsetzen, werden Ihre Emotionen und Ihr Geist bald dagegen rebellieren, entweder in Form geistiger Unruhe oder Stumpfheit, in Form von Abwehr oder Langeweile oder auf eine andere Art. Echte Sammlung aber basiert auf einem Gleichgewicht Ihrer geistigen, intellektuellen und emotionalen Kräfte. Und sie setzt voraus, dass Sie wirklich loslassen. Wenn Sie es zulassen, dass Sie Ihr „sonstiges Leben“ für eine gewisse Zeit beiseite stellen und Ihre Aufmerksamkeit nur auf den gegenwärtigen Augenblick richten, werden Sie bald die positive Kraft der Meditation erfahren.

Vergewissern Sie sich jedes Mal, wenn Sie die Meditation beginnen, dass, für die gewählte Dauer der *jetzigen* Praxis, es für Sie nichts zu denken gibt, nichts auszudiskutieren oder bis ins Letzte zu hinterfragen (oder gar infrage zu stellen), dass keine Lösung gefunden oder ein bestimmtes Ergebnis erzielt werden *muss*, dass nichts zu tun oder zu erledigen ist, dass Sie *jetzt* nirgendwo erwartet werden (wofür Sie vorher gesorgt haben) usw. (siehe oben). Auch das Kommen und Gehen der Gedanken gilt es nicht zu bewerten, sondern stattdessen als Übung des Loslassens und Zurückkehrens in die Praxis zu integrieren. Und, wer weiß, vielleicht werden mit der Zeit der Meditationspraxis und -erfahrung auch die „Gedankenpausen“ länger. Aber auch das sollte wiederum nicht ein neues „Ziel“ oder *To-do* der Praxis werden ...

Schmerzen

Während der Meditation kann es zum Auftreten von Schmerzen kommen. Insbesondere wenn Sie noch ungeübt sind, fühlen sich bestimmte Körperhaltungen mitunter ungewohnt an und können ein gewisses Unbehagen verursachen oder gar einen leichten Schmerz. Manchmal liegt es daran, dass für eine Haltung mehr Muskelkraft als nötig eingesetzt wird. Dies kann zu Verspannungen führen. Achten Sie deshalb besonders zu Beginn auf eine gute Meditationshaltung (s. vorn „Meditationshaltung“).

Auch Jucken, leichtes Kribbeln, Kitzeln oder andere Reize können beim Meditieren die Aufmerksamkeit auf sich lenken und Ihre Konzentration eventuell stören. Wenn Sie jedem dieser Reize nachgeben und auf sie reagieren, werden Sie es schwer haben, zur Ruhe zu kommen. Denn irgendetwas wird immer sein. Entscheiden Sie sich dagegen bewusst, diese Reize anzunehmen, sie zu akzeptieren – oder auch als zu untersuchende („zufällig" gefundene, zugleich „substanzlose") Objekte der Achtsamkeit in die Praxis zu integrieren (siehe oben) –, werden Sie feststellen, dass sie ihren störenden Charakter bald verlieren oder von allein vorübergehen.

Vielleicht hilft es Ihnen auch, wenn Sie Ihre Aufmerksamkeit auf etwas anderes richten oder sich, alternativ, ganz auf einen störenden Reiz konzentrieren und seine Veränderung und Wandlung über die Zeit beobachten. Aber identifizieren Sie sich dabei nicht mit den störenden Empfindungen: Sie *sind* nicht der Schmerz etc.!

Kleine Ausgleichsbewegungen, eine leichte Bewegung der Wirbelsäule, eine Veränderung des Beckenwinkels oder der Ausrichtung des Kopfes können ebenfalls bewirken, dass sich „Blockaden lösen", „Energie frei" wird usw. und Ihnen die Konzentration evtl. wieder leichter fällt. Mit leichten Schmerzen und anderen Reizen können Sie so verfahren. Anhaltende oder stechende Schmerzen, unangenehmes Kribbeln oder Taubheit in „eingeschlafenen" Gliedmaßen usw. sollten Sie dagegen nicht ignorieren. Sie könnten Warnsignale sein und auf ernsthafte körperliche Beeinträchtigungen hinweisen. Achtsamkeit schließt auch das Wahr- und Ernstnehmen bzw. Anerkennen von etwas ein, das nicht normal ist und sinnvollerweise verändert werden sollte.

Abwehrmechanismen

Die Konzentration auf eine Sache, wie die „Vergegenwärtigung des Atems", ist sehr wirkungsvoll gegen die Neigung des Geistes, sich ablenken zu lassen. Nicht selten kommt es jedoch irgendwann zu einer Art innerer Gegenreaktion. Bei dem Einen äußert sich dies vielleicht in Langeweile, bei dem Anderen in Abwehr gegen die Meditation. Bleiben Sie geduldig und üben Sie so regelmäßig wie möglich weiter. Mit der Zeit wird sich diese innere Unstimmigkeit von allein auflösen. Haben Sie Zutrauen!

Yogaübungen (Beispiel für Hatha-Sequenz)

Sie finden hier eine Zusammenstellung einfacher Yogaübungen im Liegen und Stehen, um eine Anregung zu erhalten, sich mit Yoga vertraut zu machen. Vielleicht ermutigt Sie dies, Ihre Praxis unter Anleitung eines erfahrenen Yogalehrers zu vertiefen. Es gibt heute fast in allen Regionen Deutschlands vielfältige Möglichkeiten, Yoga zu lernen. Sei es in Form eines Kurses in einem Yogastudio oder durch Einzelstunden bei einem Yogatherapeuten. Die nachfolgenden Übungen können und sollen diese qualifizierte Arbeit nicht ersetzen. Doch vielleicht sind sie hilfreich, wenn Sie einmal alleine zu Hause üben wollen, oder, um Ihnen den ersten Schritt in eine vielleicht noch unbekannte Körperarbeit zu erleichtern. Aus diesem Grund sind die Erklärungen zu den einzelnen Übungen auch bewusst einfach gehalten.

Allgemeine Hinweise zur Durchführung

Suchen Sie sich einen ungestörten Raum für Ihre Yogaübungen. Vielleicht können Sie ein Schild an der Tür anbringen oder Ihre Familie oder Mitbewohner bitten, Sie in der nächsten halben Stunde nicht zu stören. Schalten Sie, wenn möglich, Ihr Telefon, Mobilfunkgerät oder die Türklingel aus.

Üben Sie nicht mit vollem Magen. Ein Abstand zu der letzten Mahlzeit von ca. zwei Stunden hat sich bewährt. Wählen Sie eine bequeme Kleidung, in der

Sie sich frei bewegen können. Eine spezielle Sportbekleidung ist nicht notwendig. Um einen sicheren Stand zu haben, ist es hilfreich, auf einer rutschfesten Unterlage zu üben. Halten Sie eine leichte Decke griffbereit, wenn Sie schnell frieren, damit Sie in den Entspannungsphasen nicht auskühlen. Mit Kissen in verschiedenen Größen oder Rollen können Körperteile abgestützt werden. Dies hilft Ihnen, Muskeln zu entlasten und eine entspannte Haltung zu bewahren.

Bei den nachfolgenden Übungen handelt es sich um Sequenzen – einmal im Stehen, einmal im Liegen. Sie werden daher i.d.R. hintereinander durchgeführt und lassen sich gut mit einer nachfolgenden Entspannungs-/Meditationsübung kombinieren. Wir empfehlen Ihnen, die einzelnen Übungen der Sequenzen jeweils fünf Mal zu wiederholen. Sie können nach jeder Übung in die Ausgangsposition zurückkehren und einige Atemzüge lang nachspüren, Übungszeit und Erholungszeit sollten dabei ungefähr gleich lang sein. Alternativ können Sie die einzelnen Übungen auch tatsächlich als fließende Sequenz hintereinander ausführen (wobei der Positionswechsel zwischen den Übungen als kurzes „Innehalten" verstanden werden kann), um dann am Ende der Sequenz eine längere Entspannungs-/Meditationszeit einzuplanen.

Neben der richtigen Körperhaltung spielt die Atmung beim Yoga eine besondere Rolle. Es gibt verschiedene Atemübungen, die das Bewusstsein zum Beispiel für den Atemrhythmus, die Tiefe der Atmung oder auch die verschiedenen Körperbereiche, die an der Atmung beteiligt sind, schulen. Doch auch bei jeder einzelnen Yogaübung wird auf die Koordination von Bewegung und Atmung geachtet. Der Idee des „Reinschnupperns" folgend, haben wir meistens auf eine explizite Anleitung der Atmung bei der Beschreibung der einzelnen Übungen verzichtet. Grundsätzlich gilt, dass öffnende, hebende oder dehnende Bewegungen – wie beispielsweise Rückwärtsbeugen oder das Strecken der Arme – beim Einatmen und schließende, absenkende oder annähernde Bewegungen – wie Vorwärtsbeugen oder das Senken der Arme – beim Ausatmen ausgeführt werden. In der Regel werden Sie diese Verbindung intuitiv wählen. Lassen Sie beim Üben die Bewegung dem Atem folgen, vom Anfang der Einatmung bis zum Ende der Einatmung und vom Anfang der Ausatmung bis zum Ende der Ausatmung, sodass Bewegung und Atmung „eins" werden. So werden Sie ohne Anstrengung Ihren Rhythmus finden zwischen der Atmung und der Ausführung der jeweiligen Körperbewegung.

Wenn Sie feststellen sollten, dass beim Üben zu Hause eine geführte Anleitung zur Unterstützung für Sie hilfreich wäre, empfehlen wir Ihnen z.B. die Yoga-CD von Jon Kabat-Zinn, die beim Arbor Verlag erhältlich ist („Die MBSR-Yogaübungen: Stressbewältigung durch Achtsamkeit").

Die Übungen im Einzelnen

Sequenz im Liegen (s. Abb. 9)

1. Ausgangsposition: Auf dem Rücken liegen mit gestreckten Beinen und Armen, Handflächen nach oben geöffnet. Die Füße locker nach außen fallen lassen, Nacken lang lassen, Kinn sanft zur Brust senken. Ggf. flaches Kissen im Nacken und Rolle unter die Knie legen, um den Rücken zu entspannen.
2. Arme heben, seitlich neben dem Kopf am Boden ablegen, Schultern locker lassen. Beine strecken, Fußspitzen anziehen.
3. Beine aufstellen, Knie anwinkeln, Arme seitlich neben dem Oberkörper ausstrecken. Unteren Rückenabschnitt gegen den Boden drücken.
4. Ausgangsposition wie 3. Unteren Rückenabschnitt anheben, Hüfte bleibt auf dem Boden.
5. Knie anwinkeln, mit den Armen umfassen. Beim Ausatmen Knie zum Brustkorb ziehen, Nacken lang lassen, Schultern entspannen.
   Alternativ bei Übung 5.-8. Oberschenkel statt Knie (und Unterschenkel) umfassen.
6. Knie anwinkeln, mit den Armen umfassen. Beim Ausatmen Kopf anheben, Stirn und Knie annähern.
7. Ein Knie anwinkeln, mit beiden Armen umfassen, das andere Bein gestreckt lassen. Beim Ausatmen Knie zum Brustbein führen. Seiten wechseln.
8. Ausgangsposition wie 7. Beim Ausatmen Kopf anheben, Stirn und Knie annähern. Seiten wechseln.
9. Vierfüßlerstand, Hände schulterbreit, Knie etwas auseinander, Nacken gestreckt, Blick nach vorne unten. Beim Ausatmen Steißbein Richtung Boden senken, Rücken dabei heben (Katzenbuckel), Kopf senken.
10. Ausgangsposition wie 9. Beim Einatmen Steißbein langsam heben, den unteren Rücken dabei Richtung Boden senken.
11. Vierfüßlerstand wie oben. Knie und Füße hüftbreit auseinander, Nacken gestreckt in einer Linie mit dem Rücken halten. Rechtes Bein und linken Arm ausstrecken. Seiten wechseln.
12. Rückenlage, Füße aufstellen, direkt unter den Knien, hüftbreit auseinander, Nacken gestreckt halten. Gesäß anheben, Gewicht auf Schultern verlagern. Rücken Wirbel für Wirbel abrollen.
13. Rückenlage, Füße aufstellen nahe am Gesäß, Knie aneinander, Hände im Nacken verschränken oder Arme seitlich abspreizen. Beim Ausatmen Knie auf einer Seite zum Boden sinken lassen, Hüfte mit drehen. Seiten wechseln.
14. Rückenlage, Füße aufstellen. Ein Bein gerade zur Decke strecken, Fußspitze Richtung Boden senken. Seitenwechsel.
15. Wie 14. Arme umgreifen die Wade des gestreckten Beines.
16. Wie 15. Kopf anheben. Stirn in Richtung Knie bewegen.

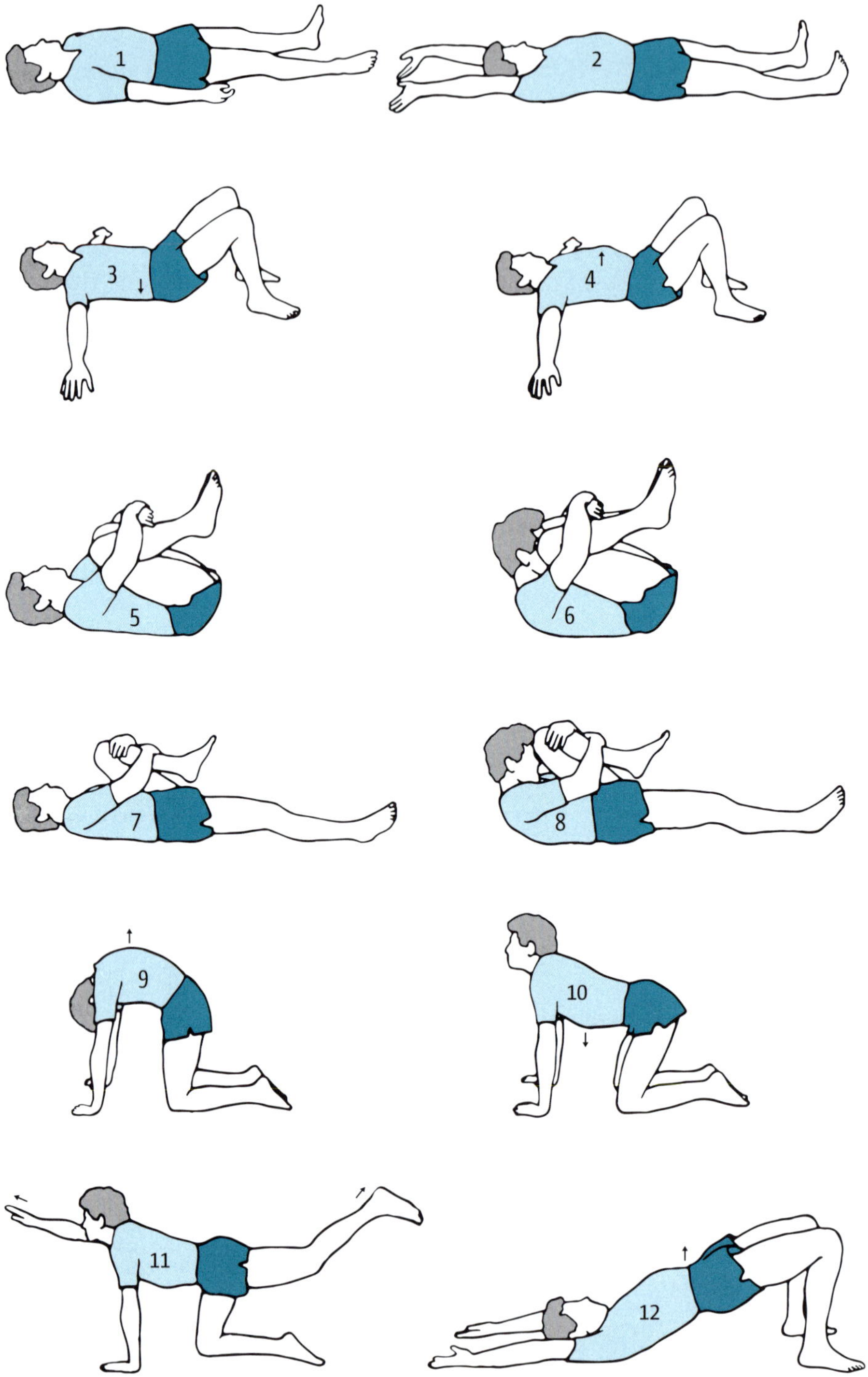

Abb. 9 Hatha-Sequenz im Liegen

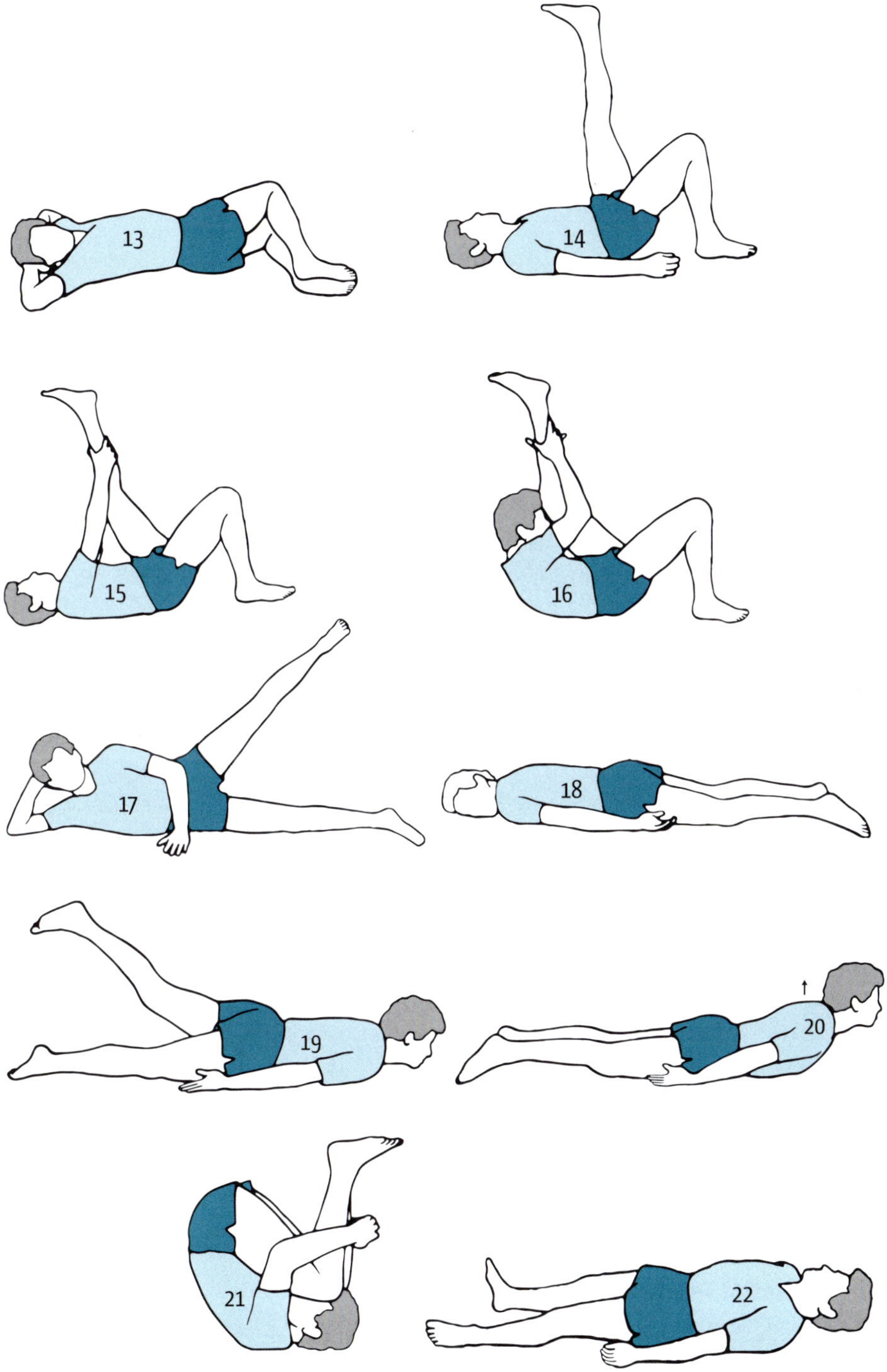
13
14
15
16
17
18
19
20
21
22

17. Seitenlage, Körper bildet eine gerade Linie. Kopf mit dem Arm abstützen, andere Hand vor der Brust aufsetzen, Körper stabilisieren. Gestrecktes Bein anheben, Fußspitzen im rechten Winkel. Seiten wechseln.
18. Bauchlage, Füße fallen locker auseinander, Arme liegen an den Seiten, Handflächen nach oben. Kopf zu einer Seite drehen, entspannen.
19. Ausgangsposition wie 18. Stirn auf den Boden legen, Beine und Füße strecken. Ein gestrecktes Bein anheben, Kopf anheben, Blick geht nach vorne unten. Seiten wechseln.
20. Wie 19. Körper anspannen, Beine und Arme, Füße und Finger strecken. Oberkörper und Kopf leicht anheben, Blick geht nach vorne unten.
21. Ausgang Rückenlage. Rundrücken machen, mit den Knien Kopf berühren.
22. Ausgangsposition wie 1. Entspannen.

Sequenz im Stehen (s. Abb. 10)

1. Ausgangsposition im Stehen. Aufrecht stehen, Füße parallel und handbreit auseinander stellen, Gewicht gleichmäßig auf beide Füße verteilen. Arme seitlich hängen lassen, Kinn leicht senken, Nacken strecken, Brustkorb öffnen.
2. Arme über den Kopf strecken, mit den Handflächen nach vorn.
3. Arme seitlich auf Schulterhöhe strecken, Fingerspitzen anziehen.
4. Rechten Arm nach oben strecken, Handflächen zur Decke strecken, der Arm berührt das Ohr. Schultern entspannen. Seiten wechseln.
5. Beim Ausatmen linken Arm oder beide Arme zur Decke strecken, gestreckten Oberkörper sanft nach rechts beugen. Seiten wechseln.

6.–9. Schulterkreisen: anheben, nach vorn rollen, fallen lassen, nach hinten rollen

10.–13. Kopfkreisen:

10. Kopf durch Eigengewicht nach vorne senken, Kinn zur Brust.

11. + 13. Kopf langsam nach links und rechts rollen, bis das Ohr/Kinn auf Höhe der Schulter ist.

12. Aus der Ausgangsposition Kinn langsam Richtung Decke heben, Nacken dabei lang lassen.

14. Arme auf Schulterhöhe seitlich strecken. Ein gestrecktes Bein seitlich anheben, Fußspitzen anziehen. Seiten wechseln.
15. Drehung im Stehen. Hände in der Taille abstützen. Beim Ausatmen Taille, Brustkorb, Schultern und zuletzt den Kopf behutsam nach rechts drehen. Seiten wechseln.
16. Wie 15. Oberkörper und Kopf behutsam noch etwas weiter nach hinten drehen. Seiten wechseln.
17. Beginnend am Kopf, Wirbelsäule Wirbel für Wirbel abrollen. Schultern, Arme und Kopf nach unten hängen lassen. Ggf. Fußspitzen mit den Händen berühren.

18. Wie 17. Ggf. Knie leicht beugen. Arme abwechselnd anheben. Kopf und Nacken dabei gestreckt halten, Blick geht nach vorne unten.
19. „Kniebeugen". Knie und Hüfte beugen. Rücken gestreckt halten. Arme nach vorne ausstrecken. Knie und Füße sollten eine senkrechte Linie bilden.
20. Baumstellung. Ausgangsposition im Stehen. 1. Die rechte Fußsohle an die Innenseite des linken Beines legen, knapp unterhalb des Knies, rechtes Knie sanft zur Seite drehen, linkes Bein (Standbein) ganz durchdrücken. 2. Schultern entspannen, Handflächen vor der Brust zusammenlegen. 3. Rechte Fußsohle am Oberschenkel des Standbeins hinauf gleiten lassen. Dabei das rechte Knie leicht nach hinten drehen, die Hüfte bleibt nach vorne gerichtet. Arme über den Kopf strecken, die Handflächen berühren sich. Bei Bewegungseinschränkungen nur 1. und 2. Schritt durchführen. Seiten wechseln.
21. Aufrechter Sitz, Fußsohlen berühren sich vor dem Schambein, Knie sanft in Richtung Boden führen.
22. Aufrechter Sitz. Ein Bein lang ausstrecken, Fußspitze anziehen. Anderes Bein anwinkeln, Fußsohle berührt den Innenschenkel des ausgestreckten Beines. Arme nach oben über den Kopf strecken, Handflächen liegen ineinander oder zeigen nach vorn (Daumen verschränken).
23. Wie 22. Gestreckten Oberkörper nach vorne beugen, mit den Händen Wade umfassen.
24. Wie 22. Gestreckten Oberkörper nach vorne beugen, Knöchel oder Fußspitzen mit den Händen umfassen.
    Nach Sequenz 22–24 Seiten wechseln.
25. Ausgangsposition im Liegen wie 1. Entspannen.

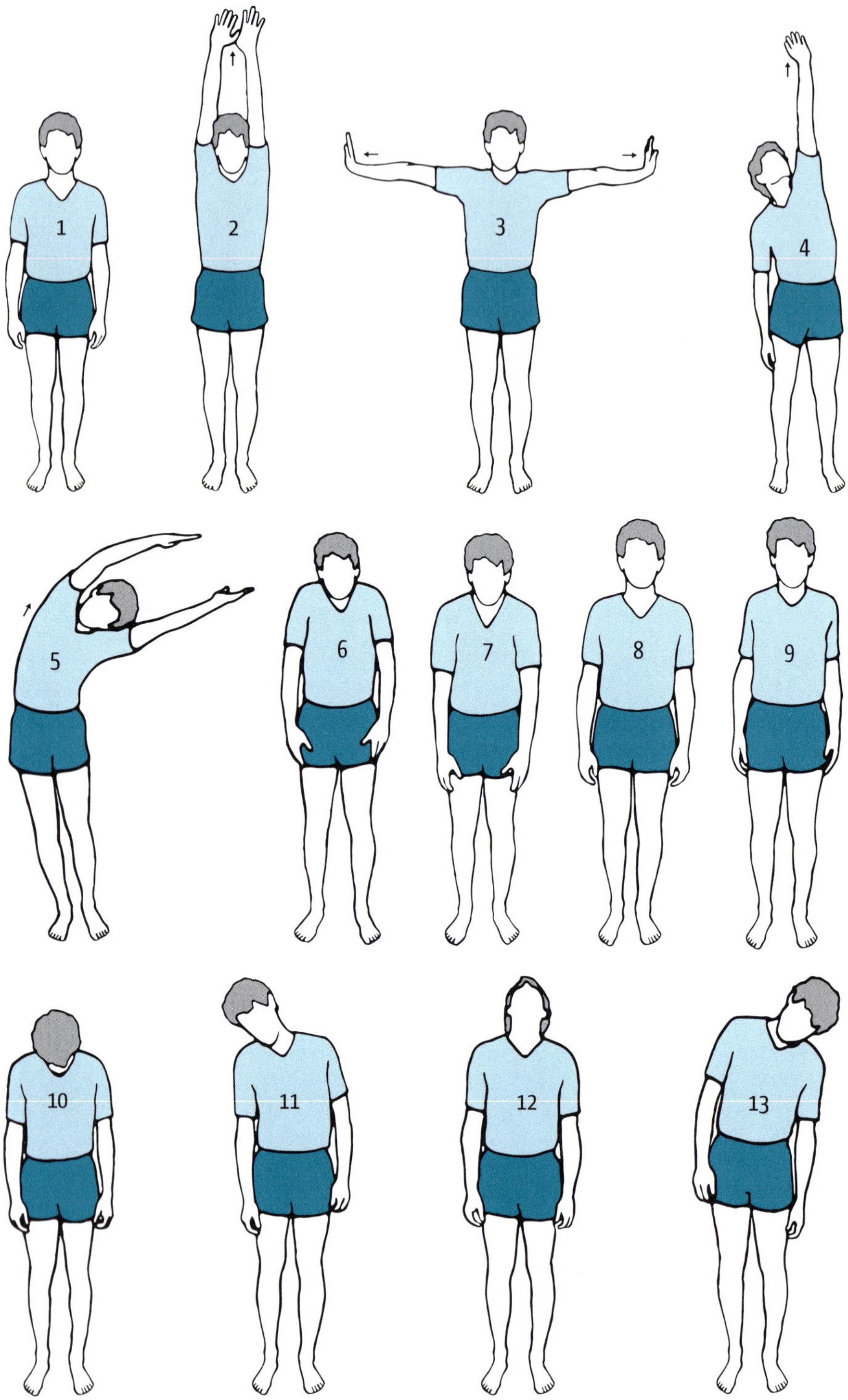

Abb. 10 Hatha-Sequenz im Stehen

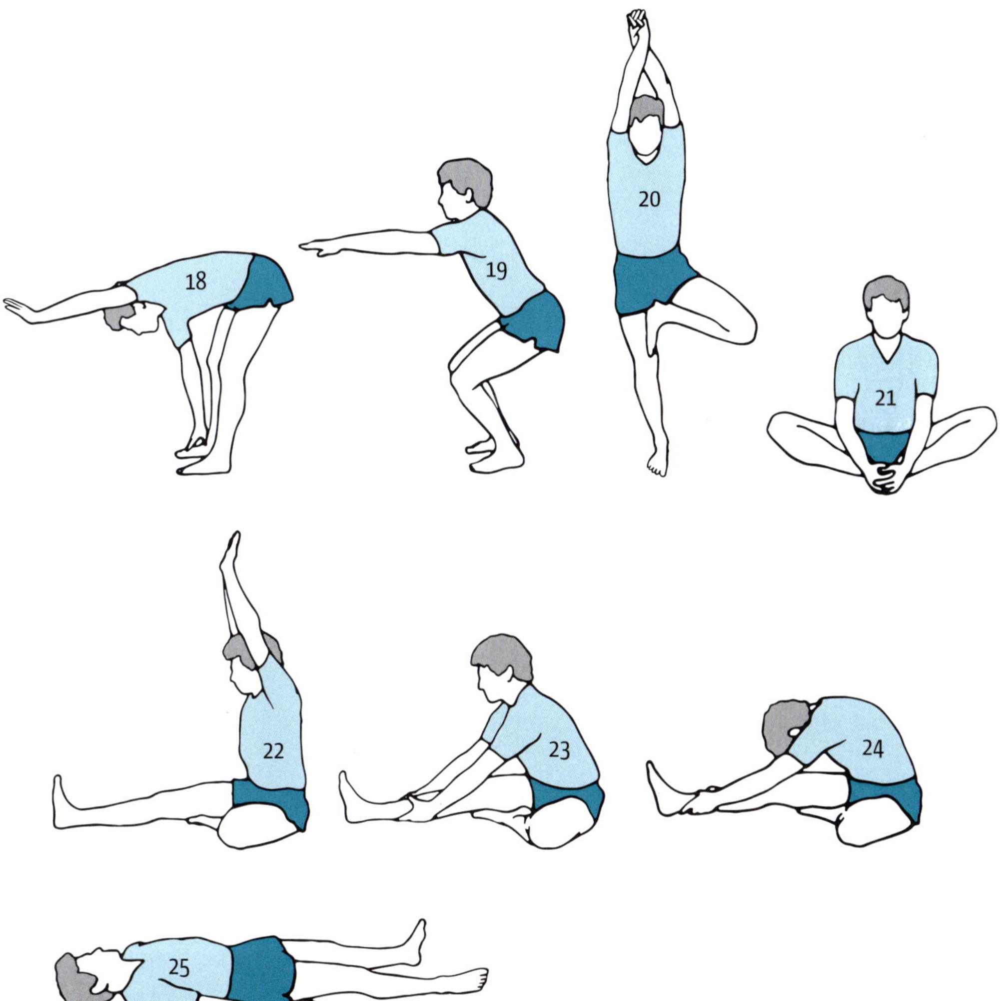
14
15
16
17
18
19
20
21
22
23
24
25

Adressen, Links und weiterführende Literatur

Mind-Body-Medizin und Stressreduktion

www.mind-body-medizin.org

- „Heimatinstitut" der Autoren dieses Manuals
- Institut für Mind-Body-Medizin, Brandenburger Straße 34, 14467 Potsdam

www.uni-due.de/naturheilkunde bzw.
www.kliniken-essen-mitte.de/leistung/fachabteilungen/naturheilkunde-u-integrative-medizin

- Lehrstuhl für Naturheilkunde und Integrative Medizin an der Universität Duisburg-Essen bzw. Klinik für Naturheilkunde und Integrative Medizin – inkl. Mind-Body-Medizin – an den Kliniken Essen-Mitte
- geleitet von Prof. Dr. Gustav Dobos (Chefarzt und Lehrstuhlinhaber) und Dr. Anna Paul (Leiterin Ordnungstherapie und Mind/Body Medicine)
- Gründungsort und führende klinische Einrichtung der „europäischen Mind-Body-Medizin" sowie der klinisch-akademischen Integrativen Medizin in Europa

www.naturheilkunde.immanuel.de

- Abteilung für Naturheilkunde – inkl. Mind-Body-Medizin – am Immanuel Krankenhaus Berlin
- geleitet von Prof. Dr. Andreas Michalsen (Chefarzt und Professor für klinische Naturheilkunde am Institut für Sozialmedizin, Epidemiologie und Gesundheitsökonomie der Charité – Universitätsmedizin Berlin) und Dipl.-Psych. Christel von Scheidt (Leiterin der Tagesklinik und Mind-Body Medizin); inhaltlich und strukturell
- verzahnt mit der Charité Hochschulambulanz für Naturheilkunde (Charité – Universitätsmedizin Berlin, Campus Berlin-Mitte – www.champ-info.de) – geleitet von Dr. Michael Teut

www.gkm-institut.de

- GKM – Institut für Gesundheitspsychologie
- geleitet von Prof. Dr. Gert Kaluza; Institut für psychologische Stressreduktion und Gesundheitsförderung in Marburg (Lahn)

www.massgeneral.org/bhi

- Benson-Henry Institute for Mind Body Medicine
- aus dem Mind/Body Medical Institute an der Harvard Medical School hervorgegangenes „Flaggschiff" der Mind-Body-Medizin, gegründet von Prof. Dr. Herbert Benson, Professor und Kardiologe an der Harvard Medical School, heute geleitet von Prof. Dr. Gregory L. Fricchione

www.umassmed.edu/cfm

- Center for Mindfulness in Medicine, Health Care, and Society
- von Prof. Dr. Jon Kabat-Zinn an der University of Massachusetts Medical School gegründetes und heute von Prof. Dr. Saki Santorelli geleitetes „Pionier-"Institut zur Erforschung und Anwendung der Achtsamkeit in der Medizin (achtsamkeitsbasierte Stressreduktion)

www.7mind.de

- Meditations-App mit vielen Übungen und praktischen Tipps zu Achtsamkeit und Stressreduktion im Alltag

Ausbildung, Fort- und Weiterbildung (Beispiele im deutschsprachigen Raum)

www.hs-coburg.de/igf bzw. www.hs-coburg.de/esch

- offizielle Webseite des Bereichs Integrative Gesundheitsförderung; „Heimathochschule" von Prof. Dr. Tobias Esch
- Bereich Integrative Gesundheitsförderung, Hochschule Coburg, Friedrich-Streib-Str. 2, 96450 Coburg

www.mindbodysummerschool.de

- Mind/Body Medicine Summer School
- Summer School und postgraduales Weiterbildungsangebot in Mind-Body-Medizin für Ärzte, Psychologen, Gesundheitswissenschaftler in Essen (Klinik für Naturheilkunde u. Integrative Medizin, Universität Duisburg-Essen, Leitung Prof. Dr. Gustav Dobos)

Literatur zur weiteren Vertiefung

Chozen Bays J (2012) Achtsam durch den Tag – 53 federleichte Übungen zur Schulung der Achtsamkeit. Windpferd Oberstdorf

Dobos G, Paul A (2011) Mind-Body-Medizin: Die moderne Ordnungstherapie in Theorie und Praxis. Urban & Fischer Verlag/Elsevier GmbH München

Esch T (2011) Die Neurobiologie dies Glücks – Wie die Positive Psychologie die Meditation verändert. Thieme Stuttgart

Kabat-Zinn J, Kierdorf T (2010) Im Alltag Ruhe finden: Meditationen für ein gelassenes Leben. Knaur TB München

Kornfield J, Goldstein J, Kiedorf T, Höhr H (2009) Einsicht durch Meditation: Die Achtsamkeit des Herzens. Arbor-Verlag Freiamt im Schwarzwald

Die Autoren

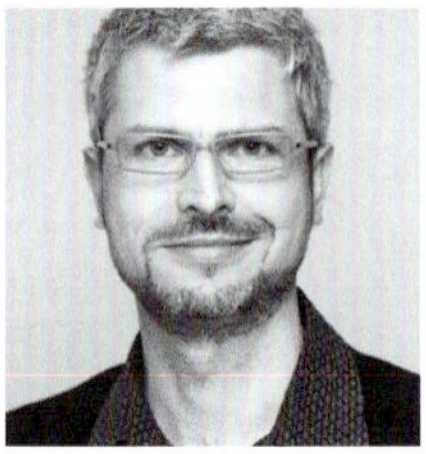

Prof. Dr. med. Tobias Esch

Prof. Esch wurde vom Pionier der Mind-Body-Medizin, Prof. Dr. Herbert Benson, persönlich an der Harvard Medical School ausgebildet und war im Mind/Body Medical Institute an der Harvard University als Wissenschaftler tätig. Weitere Kenntnisse erhielt Prof. Esch durch Fortbildungen auch bei Prof. Dr. Jon Kabat-Zinn. Somit kennt er die Methoden der Mind-Body-Medizin aus erster Hand.

Als einer der Wegbereiter in Europa baut Prof. Esch die MBM seit 2002 in Deutschland mit auf.

Weiterführende Informationen unter
http://www.hs-coburg.de/esch
http://www.mind-body-medizin.org/

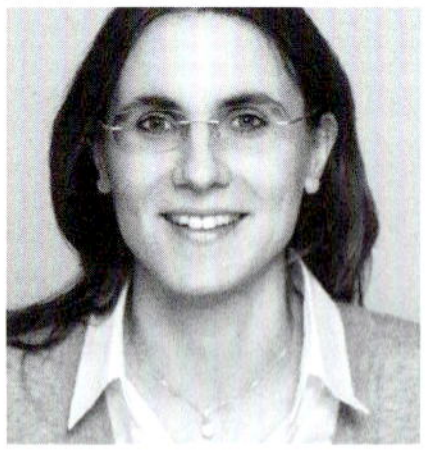

Dr. med. Sonja Maren Esch

Dr. med. Sonja Maren Esch leitet das Institut für Mind-Body-Medizin (IMBM) in Potsdam und arbeitet als Achtsamkeitstherapeutin im Bereich der stationären Psychotherapie und Psychosomatik. Als Ärztin für Naturheilverfahren, Akupunktur hat sie langjährige Erfahrung im Bereich der Prävention und Integrativen Gesundheitsförderung. Ihre Weiterbildungen in Mind-Body-Medizin am Mind/Body Medical Institute und Benson-Henry Institute for Mind Body Medicine (Harvard University, USA) und Fortbildungen bei Jon Kabat-Zinn und Saki Santorelli (USA) waren ausschlaggebende Impulse zur Gründung des Instituts für Mind-Body-Medizin, um präventive Konzepte der Gesundheitsförderung auf der Basis der MBM in Deutschland umzusetzen. Seit 2010 wird Frau Dr. Esch am Center for Mindfulness (unter der Leitung von Saki Santorelli, Worcester, USA) in achtsamkeitsbasierter Stressreduktion (MBSR) ausgebildet und hat von dort die Lehrerlaubnis erhalten.

Weiterführende Informationen unter
http://www.mind-body-medizin.org/